Das Lied des Jadedrachen

Akupunkturrezepte aus dem alten China

Für alle Praktizierenden der Chinesischen Medizin

Janka Regenfelder

Das Lied des Jadedrachen

Akupunkturrezepte aus dem alten China

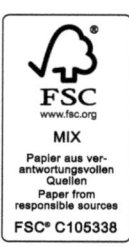

Biografische Information der Deutschen Nationalbibliothek: Die Deutsche Nationalbibliothek verzeichnet diese Publikation in der Deutschen Nationalbibliografie; detaillierte bibliografische Daten sind im Internet über http://dnb.dnb.de abrufbar.

© Janka Regenfelder 2017
Covergrafik: PNGIMAGE.com
Herstellung und Verlag: BoD – Books on Demand, Norderstedt

ISBN: 978-3-7448-7252-2

玉 龍 歌

Das Lied des Jadedrachen

Akupunkturrezepte aus dem alten China

Inhaltsverzeichnis

Historische und andere Hintergründe

Yu Long Ge (das Lied des Jadedrachen) wurde im Jahre 1329 zusammen mit Yu Long Fu (die Ode des Jadedrachen) und Yu Long Jing (der Klassiker des Jadedrachen) von dem Autor Wang Guorui fertig gestellt. Dies bedeutet, dass alle drei Werke zur Zeit der Yuan-Dynastie entstanden, d.h. in einer Periode der Vorherrschaft mongolischer Herrscher über die Han-Chinesen.

Die Yuan-Dynastie wurde durch die Einnahme Beijings von Kublai Khan begründet, einem Nachfahre Dschingis Khans. Sie währte von ca. 1271 bis 1368, das Lied des Jadedrachens entstand also zu einer Zeit, als die verhältnismäßig kurze Yuan-Dynastie in ihrer Blüte stand.

Wie der Autor Wang Guorui schreibt, geht das Lied des Jadedrachens auf eine Überlieferung der Yang-Familie aus der Song-Dynastie zurück. Das Lied, ebenso der Klassiker und die Ode sind also Versuche, han-chinesisches Kulturgut zu bewahren und bislang nur mündlich überliefertes altes Wissen aufzuschreiben. Der Grund, warum gerade in der Yuan-Dynastie die chinesische Medizin eine neue Blüte erlebte, besteht auch in der kulturellen Unterdrückung der chinesisch-stämmigen Bevölkerung durch die mongolische Herrscherklasse.

Das neue Klassensystem konnte den Gebildeten chinesischer Abstammung durchaus das Gefühl geben, dass ihre Kultur bedroht war. Es bestand aus vier Klassen:

- Erste Klasse: bestand nur aus Angehörigen des mongolischen Volkes

- Zweite Klasse: bestand aus Semuren (Angehörige zentral- oder vorderasiatischer Völker (Araber, Tibeter, Uiguren, Türken u.a.))
- Dritte Klasse: bestand aus „Chinesen" (nur Nordchinesen und andere mit den Mongolen verwandte Völker)
- Vierte Klasse: bestand aus den „Südbarbaren" (Manzi), das war die Mehrheit der Chinesen aus dem südlichen Song-Reich

Die ersten beiden Klassen hatten alleinigen Zugang zu den höheren Ämtern und zu Regierungstätigkeiten. Sie waren von Steuern befreit. Die dritte und vierte Klasse trug die gesamte Steuerlast, hatte keinen Zugang zu höheren Ämtern und war politisch machtlos. Die früheren Standesunterschiede unter ihnen wurden in dem neuen Klassensystem nicht berücksichtigt.

Dies war das Reich, das Marco Polo kennenlernte, als er nach China kam, und das ganz Europa in Staunen und Begeisterung versetzte. Was er nicht sah war, dass die chinesische Kultur in der Yuan-Dynastie einen Verfall erlebte, auch wenn unter Kublai Khan Städte und Verkehrswege, der Kaiserkanal und Handelsbeziehungen ausgebaut wurden.

Vor diesem Hintergrund erscheinen die Begründer der chinesischen Medizin–Schulen als Bewahrer ihrer Traditionen. Es sind vor allem vier Schulen, die heute noch in der chinesischen Medizin eine große Rolle spielen:

Liu Wansu begründete die „Schule der Kühlung". Diese bezieht sich auf Kräutermedizin.

Zhang Congzheng begründete die „Schule der Purgierung", die auf Ausleitung von Pathogenen abzielt.

Li Dongyuan begründete die „Schule der Mitte-Stärkung", die wie ihr Name sagt, davon ausgeht, dass Krankheiten durch Stärkung der Wandlungsphase Erde geheilt werden können.

Zhu Danxi begründete die Schule der Yin-Nährung.

Das Lied des Jadedrachens ist meiner Ansicht nach keiner dieser Schulen zuzurechnen, vielmehr könnte man es als eine Mischung von Erde-Tonisierung, Yin-Stärkung und Purgierung bezeichnen. Es scheint sich hauptsächlich auf Krankheiten des einfachen Volkes zu beziehen, denn nur dieses war starken äußeren Pathogenen bei der Feldarbeit ausgesetzt. Das Lied des Jadedrachen beschreibt viele Stauungssyndrome der Leitbahnen durch eingedrungene Pathogene, die nur durch lang anhaltendes Arbeiten auf dem Feld oder ähnlichem entstehen können. Insbesondere zeigt die Beschreibung von „Grasschuh-Wind" (ein Wind-Pathogen, das durch einfachste Sandalen eindringt), dass hier Krankheiten der Landbevölkerung beschrieben werden.
Andererseits gibt es natürlich innere Störungen; Shen-Geist-Störungen, Organ-Muster, die bei allen Menschen vorkommen und keinen Rückschluss auf eine bestimmte Gesellschafsschicht zulassen. Auch diese werden von Jadedrachen beschrieben.

Am Anfang des Liedes schreibt der Verfasser, Bian Que habe ihm dieses Lied gegeben. Dieses Verfahren ist bis heute in chinesischen Texten üblich: niemals hat man selbst etwas entdeckt, immer ist es eine anerkannte

Persönlichkeit aus der (fernen) Vergangenheit, der alle Erkenntnisse zugeschrieben werden. Bian Que ist derselbe Arzt, dem auch die Urheberschaft des „Nanjing" zugeschrieben wird. Ob er tatsächlich gelebt hat, ist ungewiss, vielleicht ist er auch aus verschiedenen Persönlichkeiten zusammengesetzt worden. Über ihn kursieren zahlreiche Geschichten.

Einmal kam Bian Que in das Königreich Qi als reisender Arzt. Als er vor den König trat, sah Bian Que dessen Gesichtsfarbe Er sagte zum König: „Ihr habt eine Krankheit. Sie ist auf der Ebene der Haut." Der König aber wollte davon nichts wissen. Als Bian Que den König wieder sah, sagte er zu ihm: „Eure Krankheit ist nun auf der Ebene des Blutes. Wenn sie nicht behandelt wird, wird sie schlimmer werden." Der König aber wollte wieder nichts davon hören. Als Bian Que den König das nächste Mal sah, sprach er kein einziges Wort, er ging einfach weg. Der König, dem das merkwürdig vorkam, hielt Bian Que zurück: „Warum gehst du?" Da erklärte Bian Que: „Wenn eine Krankheit auf der Ebene der Haut ist, kann sie mit heißen Kompressen kuriert werden. Wenn eine Krankheit in Blut und Leitbahnen eingedrungen ist, kann sie mit Akupunktur und Moxibustion kuriert werden. Wenn eine Krankheit in Magen und Milz eingedrungen ist, kann sie durch Tee aus Heilkräutern kuriert werden. Doch König; Eure Krankheit ist bereits bis ins Knochenmark abgesunken, sie kann nicht mehr kuriert werden."
Nach einigen Tagen wurde der König tatsächlich krank. Jemand wurde ausgeschickt, um nach Bian Que zu rufen, doch der hatte bereits das Königreich verlassen. Kurz danach starb der König.

Jedoch hat nicht einmal Bian Que selbst die Methoden des Liedes entwickelt, sondern die legendäre Gestalt Jadedrachen tat dies. Wie Bian Que ist auch „Jadedrachen" eine sagenhafte Gestalt, auch über ihn gibt es viele Volksmythen, jedoch ist er im Unterschied zu Bian Que mit Sicherheit kein Mensch.

Vielleicht ist Jadedrachen eine der Gestalten, die den göttlichen Ursprung des Wissens über chinesische Medizin nahe legen. Denn genau weiß man nicht, wie das Wissen über Medizin (und andere Techniken wie z.B. Wasserregulierung) vor vielen tausend Jahren zu den Chinesen kam, und in der chinesischen Geschichte sind die ersten Kaiser sagenhafte Gestalten mit einem Mandat des Himmels. Sie sind Gottkaiser.

Die folgende Geschichte zeigt Jadedrachen als Befreier und Märthyrer. Darin liegt eine andere mögliche Bedeutung des Jadedrachen. Der Autor Wang Guorui könnte mit einer bekannten Figur, die als Befreier von grausamer Unterdrückung gilt, auf die politische Unterdrückung seiner Klasse anspielen.

Am wahrscheinlichsten ist es, dass - wie auch heute noch in der chinesischen Kultur üblich - ein ganzes Feld von Anspielungen und alten Geschichten zu Jadedrachen existiert, dass dann von einem Autor zu einem bestimmten historischen Zeitpunkt bewusst eingesetzt wird, um seine Haltung deutlich zu machen.

Vor vielen tausend Jahren litt das chinesische Volk unter einer himmlischen Strafe für seine Ungehorsamkeit. Der himmlische Herrscher verfügte, dass es für viele Monate keinen Regen geben solle. Das Getreide verdorrte, die Menschen litten Hunger, aber der Himmlische Herrscher kannte keine Gnade.

Jadedrachen war der Hüter der Milchstraße. Er konnte nicht mit ansehen, wie die Menschen litten und so nahm er das himmlische Wasser der Milchstraße und verteilte es als Regen auf die Erde. Als der himmlische Herrscher von Jadedrachens Tun erfuhr, sperrte er ihn in das Innere eines großen Berges. Dabei sprach er: „Er wird nicht in den Himmel zurückkehren bis die goldenen Bohnen blühen."

Die Menschen versuchten alles, um Jadedrachen zu befreien, aber sie konnten es nicht. Die Jahre vergingen, aber die Menschen vergaßen nicht Jadedrachen, der im Inneren des Berges eingesperrt leben musste, weil er versucht hatte, ihnen zu helfen. Eines Tages bemerkten einige Bauern, dass die Sojabohnen in der Sonnen glitzerten. Eine Idee verbreitete sich nun in Windeseile von Hof zu Hof und Dorf zu Dorf: Jede Familie röstete ihre Ernte von Sojabohnen.

Bald darauf bemerkte der himmlische Herrscher, dass das Land mit golden glitzernden Bohnen bedeckt war. Er dachte, die Bohnen hätten angefangen zu blühen und befreite Jadedrachen aus dem Berg.

Jadedrachen aber vergaß niemals, dass die Menschen ihm geholfen hatten und ließ es wieder von der Milchstraße herabregnen. Dies trug sich im Frühling zu, wenn der Regen wertvoller als Gold für die Bauern ist.

Seit dieser Zeit rösten die Menschen zur Zeit des zweiten Tages im zweiten Mondmonat jeden Jahres Sojabohnen und Mais, um an Jadedrachen, ihren Retter und himmlischen Helfer, zu erinnern.

Wenn Jadedrachen den Menschen so zugetan war, warum sollte er ihnen nicht Rezepte übermittelt haben, um alle ihre Krankheiten zu heilen?

Vorbemerkung für den praktischen Gebrauch

Das Lied des Jadedrachen ist ein Werk aus 84 Versen, das auswendig gelernt wurde und für den praktischen Gebrauch mit Anmerkungen versehen war. Diese Anmerkungen verwenden die Bezeichnung „fen" und „cun", um die Tiefe einer Nadelung zu beschreiben. Ein fen entspricht ungefähr der Dicke eines Reiskorns, ca. 0,33 cm.

Das Lied des Jadedrachens

(überliefert durch die Yang-Familie)

玉 龍 歌 (楊 氏 注 釋)

Bianque gab mir das Lied des Jadedrachens

Ich habe es versucht und alle Fragen wurden beantwortet

Eine solche Ballade ist selten zu bekommen

Es vergingen 1000 Jahre, ohne dass ein Fehler sich einschleichen konnte

Ich singe heute das Lied des Jadedrachens

Jadedrachen hat 120 Punkte

Der Sehende verwendet besondere Akupunktur-Techniken

Aber ich fürchte die Menschen heute werden davon abweichen

1

Tonisieren und sedieren zeigen klar

Die goldenen Nadeln einmal kundig von einem Arzt angewandt

Und der, der eine krumme Wirbelsäule hat, steht wieder gerade

Jadedrachens Name ist berühmt seit diesen ewigen Zeiten[1]

Di 11, Quchi, gewundener Teich
He-Meer-Punkt, Erde-Punkt
<u>Wirkung</u>: aktiviert die Leitbahn, reguliert Qi und Blut
<u>Indikation</u>:
Krankheiten der oberen Extremitäten
<u>Erklärung</u>: Di 11 wird für Erkrankungen der Schulter und des oberen Rückens verwendet, da er die Leitbahn aktiviert und Qi und Blut reguliert.

Du 26, Renzhong, Mitte des Menschen
<u>Wirkung</u>: behandelt den aufrechten Gang
<u>Indikation</u>:
Schmerzen und Steifheit der Wirbelsäule und Lendenwirbelsäule.

---

[1] *Hat der Patient eine krumme Wirbelsäule und ist nicht in der Lage aufrecht zu stehen, tonisiere Quchi (Di 11) und sediere Renzhong (Du 26) oder verwende bei diesem Problem eine andere Möglichkeit: tonisiere Fengchi (Gb 20) und sediere Juegu(Gb 39).*

Erklärung: Der Dumai hat eine enge Beziehung zur Fähigkeit des Menschen, aufrecht zu gehen und zu stehen, da er das Yang beherrscht.

Gb 20, Fengchi, Windteich
Wirkung: aktiviert Leitbahn und erleichtert Schmerzen.
Indikation:
Schmerzen der Schulter und des oberen Rückens

Gb 39, Xuanzhong, hängende Glocke,
alternativer Name: Juegu, getrennter Knochen
Hui-Einfluss-Punkt des Markes
Wirkung: aktiviert Leitbahn und erleichtert Schmerzen
Indikation:
Probleme von Knochen u. Sehnen
schmerzhaftes Stauungssyndrom
Erklärung: Als Hui-Einflusspunkt des Markes behandelt Gb 39 Knochenprobleme.

2
Nadele Dingmen (Du 22) an der Haargrenze und Baihui (Du 20)

Sei klar um Tonisierung und Sedierung

Und der Patient kommt wieder zu Bewusstsein und vermeidet weitere Gefahren[2]

Du 22, Xinhui, Zusammentreffen an der Fontanelle, alternativer Name: Dingmen, Gipfeltor
Wirkung: beseitigt Wind und unterstützt den Kopf
Indikation:
Somnolenz
Schwindel
Leere-Zustand des Gehirns
Erklärung: Klassischer Akupunkturpunkt, in der modernen Praxis weniger bedeutsam, als Punkt auf der Dumai-Leitbahn im Kopfbereich geeignet, Kopf-Wind zu behandeln

Du 20, Baihui, Hundertfaches Zusamentreffen
Wirkung: beruhigt Wind und zähmt das Yang
Indikation:
Kopf-Wind
Wind-Schwindel
Wind-Apoplex

---

[2] *Dingmen (alternativer Name für Du 22) moxen, nicht nadeln, mit 5 Kegeln; Baihui (Du 20) erst tonisieren, dann sedieren. Brenne sieben Moxakörner (Weizenkorn-Größe) darauf ab.*

Erklärung: Baihui ist der Kreuzungspunkt des Dumais mit der Leber-Leitbahn und den drei Yang-Leitbahnen im Kopfbereich, daher ist er in der Lage, Manifestationen von innerem Wind wie Apoplex, Schwindel, Sichteinschränkungen und Bewusstseinsverlust zu behandeln. Als höchster Punkt im Menschen wirkt er besonders stark auf das Yang, sowie auf Pathogene Faktoren, die eine Yang-Natur haben.

3
Wenn aus der Nase klares Sekret läuft, der Name (der Krankheit) ist Bi Yuan

Sediere erst und tonisiere dann, so kann die Krankheit geheilt werden

Wenn der Patient Kopfwind mit Augenschmerzen hat

Nadele Shangxing (Du 23) von innen heraus ohne Abweichung[3]

Bi Yuan, wörtlich „Nasenteich", ist eine nasale Verstopfung mit Ausfluss, sie ist vergleichbar mit einer Sinusitis mit dünnem oder dickem Ausfluss, Schmerzen, Geruchs- und Geschmacksverlust.

Du 23, Shangxing, oberer Stern
Wirkung: unterstützt die Nase und die Augen
Indikation:
nasale Obstruktion und Ausfluss
nasale Obstruktion verbunden mit Kopfschmerz
Augenschmerzen
Erklärung: Du 23 ist über der Nase lokalisiert und ein wichtiger Punkt für Behandlungen von Nasen- erkrankungen aller Art, einschließlich Verlust des Geruchsinnes.
Du 23 wird schon in frühester Zeit der Akupunktur als Punkt für Augenerkrankungen empfohlen. Evt. weil er

---

[3] *Shangxing (Du 23) nadeln bei laufender Nase mit Verlust des Geruchsinns: Zuerst sedieren, dann tonisie-ren.*

nahe bei den Augen liegt oder weil der Verlauf des Dumais zwischen die Augen zieht. Einige klassische Texte warnen vor Moxibustion dieses Punktes, da dadurch das Yang angehoben werde, was zu Sichteinschränkungen führen kann.

4

Bei Kopfwind mit Erbrechen und Verlust der klaren Sicht

Nadele Shenting (Du 24) um zu kurieren

Du 24, Shenting, Hof des Geistes
<u>Wirkung:</u> eliminiert Wind und unterstützt den Kopf
<u>Indikation:</u>
Wind-Schwindel verbunden mit Erbrechen
Mangel an klarem Sehvermögen
<u>Erklärung:</u> Kopf-Wind ist durch äußeren Wind verursacht und bewirkt Wind-Schwindel mit visuellem Schwindel. Du 24 bildet die Kreuzung zwischen Magen-Leitbahn und Dumai und ist daher besonders bei Kopf-Wind in Verbindung mit Erbrechen und Übelkeit indiziert.

5
Wenn Kinder unruhig sind und Angst haben und schreckhaft sind

Nadele Yintang mit warmer Nadel[4]

Ex-HN 3, **M-HN 3**, Yintang, Siegelhalle
Wirkung: beruhigt Wind und besänftigt den Shen
Indikation:
chronischer und akuter kindlicher Schreck-Wind
Agitiertheit und Ruhelosigkeit
Erklärung: Yintang wurde erstmals im Suwen erwähnt. Obwohl er auf dem Dumai liegt wurde er nicht zum Dumai gerechnet. Zahlreiche Kulturen betrachten die Stelle, auf der Yintang liegt, als drittes Auge. In der chinesischen Qigong-Praxis wird er manchmal als oberes Dantian bezeichnet.
Bei akutem kindlichen Schreck-Wind (kindliche Spasmen) wirkt Yintang sowohl durch seine Wind-vertreibende Wirkung als auch dadurch, dass er den Geist beruhigt.

---

[4] *Shenting (Du 24) 3 fen tief, erst tonisieren, dann sedieren.Yintang 1 fen tief stechen, flach unter der Haut durch zu rechtem und linkem Sizhu (Sj 23, Sizhukong). Weint das Kind stark? Wenn es nicht weint, ist es schwer zu behandeln. Wenn es aufgeregt weint, sediere, wenn es ruhig weint, tonisiere.*

6
Bei schmerzhaftem Nacken mit Schwierigkeiten, den Kopf zu wenden

Zusammen mit Zahnschmerzen sollte dies als ein Syndrom gesehen werden

Nadele Chengjiang (Ren 24) sei klar ob sedierend oder tonisisierend

Danach nadele Fengfu (Du 16), damit ist die Krankheit kuriert[5]

Ren 24, Chengjiang, Speichelaufnahme
Wirkung:
beseitigt Wind
unterstützt das Gesicht
reguliert den Renmai
Indikation:
Schmerzen der Zähne und des Zahnfleisches
Steifheit des Kopfes und des Nackens
Erklärung: Ren 24 ist der Kreuzungspunkt des Dumai mit dem Renmai und liegt direkt gegenüber dem Nacken. Klassische Indikationen schließen daher Steifheit und Schmerzen des Nackens mit Unfähigkeit den Kopf zu drehen ein.
Außerdem ist Ren 24 der Kreuzungspunkt des Renmai mit Hand- und Fußyangming. Renmai, Magen- und Dickdarm-Leitbahn haben Abzweigungen in das Zahnfleisch, daher wirkt Ren 24 auf Zahn- und Zahnfleischschmerzen.

---

[5] *Sediere Chengjiang (Ren 24), steche Fengfu (Du 16) nicht tief.*

Du 16, Fengfu, Windpalast
Sunsimiao Geisterpunkt unter dem Namen Guizhen,
Dämonenkissen
<u>Wirkung</u>:
beseitigt Wind
nährt das Meer des Marks und unterstützt Kopf / Nacken
beruhigt den Geist (Shen)
<u>Indikation</u>:
Schwellung und Schmerzen des Halses
Unfähigkeit den Kopf zu drehen
Traurigkeit und Furcht

7

Einseitiger und generalisierter Kopfwind-Schmerz sind schwer zu behandeln

Nimm hierfür Sizhu (Sj 23) mit goldener Nadel

Und führe sie unter der Haut zurück zu Shuaigu (Gb 8)

Eine Nadel, zwei Punkte

Sj 23, Sizhukong, Seidenbambusloch
Sizhu steht für Sizhukong
<u>Wirkung</u>: eliminiert Wind, lindert Schmerzen
<u>Indikation</u>: Kopf-Wind
<u>Erklärung</u>: Sj 23 ist ein wichtiger Lokalpunkt zur Behandlung von Kopfschmerzen und Störungen der Augen. Außerdem ist er in der Lage, Wind zu beruhigen.

Gb 8, Shuaigu, führendes Tal
<u>Wirkung</u>: eliminiert Wind, unterstützt den Kopf, lindert Schmerzen
<u>Indikation</u>:
Kopf-Wind
einseitiger Kopfschmerz
<u>Erklärung</u>: Die Gallenblasen-Leitbahn ist mit der Leber-Leitbahn innen-außen gekoppelt. Gb 8 ist besonders bei äußerem Wind, der den Kopf angreift, sowie Leber-Yang, Leber-Feuer oder Leber-Wind in der Gallenblasen-Leitbahn indiziert.

8
Es gibt zwei Sorten von einseitigen und generalisierten Kopfwind

Den mit und den ohne Schleim

Wenn Schleim vorhanden ist, nadele Fengchi (Gb 20)

Wenn kein Schleim vorhanden ist, nadele Hegu (Di 4)[6]

Gb 20, Fengchi, Windteich
<u>Wirkung</u>: eliminiert Wind
<u>Indikation</u>:
Kopf-Wind
einseitiger und generalisierter Kopfschmerz
<u>Erklärung</u>: Gb 20 ist Kreuzungspunkt der Gallenblasen-Leitbahn mit dem Yangqiaomai und Yangweimai. Der Yangqiaomai ist bei Abneigung gegen Wind indiziert, während der Yangweimai alle Yang-Leitbahnen des Körpers miteinander verbindet, die alle zum Kopf hinziehen oder dort beginnen.
Gb 20 wirkt durch seine innen-außen Koppelung zur Leber-Leitbahn auf Kopfschmerzen durch Leber-Wind.
Die Empfehlung des Jadedrachens Gb 20 für Kopfwind mit Schleim einzusetzen und Di 4 für Kopf-Wind ohne Schleim ist spezifisch und in anderen Quellen so nicht anzutreffen.

---

[6] *Nadele Fengchi (Gb 20) 1,5 fen tief, Richtung Fengfu (Du 16), die Nadel muß horizontal geführt werden, tonisiere erst, sediere dann. Benutze 11 Moxakegel, nadele Hegu (Di 4) durch zu Laogong (Pe8), benutze 14 (2 x 7) Moxaeinheiten.*

Di 4, Hegu, Talverbindung

Yuan-Punkt

<u>Wirkung</u>:

reguliert das Gesicht, Augen, Nase, Mund, Ohren

vertreibt Wind und befreit die Oberfläche

<u>Indikation</u>:

Kopfschmerzen, einseitig und im gesamten Kopf

Kopf-Wind ohne Schleim

<u>Erklärung</u>: Di 4 ist indiziert bei Kopfschmerzen allgemein. Bei frontalem Kopfschmerz wirkt er aufgrund der Koppelung von Dickdarm-Leitbahn mit Magen-Leitbahn (Yangming). Bei seitlichem Kopfschmerz ist er indiziert, da der innere Verlauf der Dickdarm-Leitbahn sich mit der Gallenblasen-Leitbahn bei Gb 14, Gb 5 und Gb 6 trifft.

9
Wenn Mund und Auge des Patienten schief sind

Verbinde Dicang (Ma 4) und Jiache (Ma 6) miteinander

Bei Lähmung links, sediere rechts, ausgerichtet am Aufrechten Qi (zheng qi)

Bei Lähmung rechts, sediere links, kommandiere nicht das Pathologische Qi (xie qi)[7]

Ma 6, Jiache, Kieferwagen
Sunsimiao Geisterpunkt
<u>Wirkung</u>:
beseitigt Wind und unterstützt den Kiefer und die Zähne
<u>Indikation</u>: Mund- und Augenabweichungen
<u>Erklärung</u>: Durch Beseitigung von Wind im Verlauf der Leitbahn werden Lähmungen kuriert.

Ma 4, Dicang, Erde-Getreide-Speicher
<u>Wirkung</u>: beseitigt Wind aus dem Gesicht
<u>Indikation</u>:
Abweichungen des Mundes
Kontraktion der Gesichtsmuskulatur
<u>Erklärung</u>: Der Punkt beseitigt Wind-Lähmungen, unabhängig davon ob sie durch äußeren Wind oder durch inneren (z.B. nach einem Schlaganfall) verursacht wurden.

---

[7] *Moxa auf Dicang (Ma 4) in der Größe einer Mungobohne, nadele in Richtung Jiache (Ma 6). Nadele von Jiache (Ma 6) durch zu Dicang (Ma 4) (ohne Moxa).*

Das kontralaterale Nadeln wird praktiziert, weil Pathogene, die rechts eindringen dort Fülle verursachen und die Lähmung dann links auftritt. Man nadelt also in die Fülle.

10
Wenn der Patient seinen Geruchsinn verloren hat

Nadele die zwei Yingxiang (Di 20)

Tonisiere erst, sediere dann

Nach der Nadelung beginnt das Qi wieder zu fließen

Di 20, Yingxiang, Empfang des Duftes
Wirkung:
macht die Nase durchgängig
vertreibt Wind und klärt Hitze
Indikation: Geruchsverlust
Erklärung: Schon der Name „Empfang des Duftes" zeigt die Wirksamkeit von Di 20 bei Verlust des Geruchsinnes an. Di 20 ist der wichtigste Lokalpunkt für Biyuan (Nasenteich) und Biqiu (nasale Polypen und Wunden). Beide Krankheitsbilder können mit Verlust des Geruchsinnes einhergehen.

11
Wenn der Patient taub ist durch blockiertes Qi

Und Schmerzen hat, die schwer zu beschreiben sind, nadele Yifeng (Sj 17)

Sj 17, Yifeng, Windschild
Wirkung:
unterstützt die Ohren
aktiviert die Leitbahn und lindert Schmerzen
Indikation: Taubheit, Ohrschmerzen
Erklärung: Sj 17 ist ein Hauptlokalpunkt zur Behandlung von Ohrerkrankungen, da die Sanjiao-Leitbahn in das Ohr eindringt.

12
Wenn der Patient Flecken im Nacken hat

Nadele sedierend und bewegend

Bei der Taubheit, bei der es unmöglich ist, einen Laut zu hören

Bei der Taubheit mit einem Geräusch, dass den Patienten unglücklich macht

Bei roten Pickeln und Flecken

Sediere Tinghui (Gb 2)

Gb 2, Tinghui, Kreuzungspunkt des Hörens
<u>Wirkung</u>: unterstützt die Ohren, beseitigt Wind, klärt Hitze
<u>Indikation</u>: Tinnitus,Taubheit
<u>Erklärung</u>: Gb 2 ist wie auch Dü 19 und Sj 21 auf dem Ohrtragus lokalisiert und ein wichtiger Lokalpunkt für Ohrerkrankungen mit Wind und Hitze. Dies schließt Schwellungen, Rötungen, Jucken und Ausfluss des Ohres und der Haut mit ein.

13
Bei Stummheit des Patienten

Nadele Yamen (Du 15) zwischen den zwei Sehnen

Yamen darf nicht tief gestochen werden

Danach kann der Patient wieder sprechen

Du 15, Yamen, Tor der Stummheit
<u>Wirkung</u>: unterstützt die Zunge
<u>Indikation</u>:
Steifheit der Zunge mit Unfähigkeit zu sprechen
<u>Erklärung</u>: Yamen liegt genau gegenüber der Zungenwurzel. Ferner vernetzt sich der Dumai im Bereich der Zungenwurzel. Laut Lingshu ist Du 15 ein Punkt des Meer des Qi. Lingshu nennt als Ursache für die Unfähigkeit zu sprechen ein leeres Meer des Qi, da ohne Qi nicht genügend Energie für die Sprache vorhanden sei. Eine übermäßig tiefe Nadelung kann eine Verletzung des Rückenmarks verursachen. In späteren klassischen Texten wird gesagt, dass eine Moxibustion auf Du 15 Stummheit verursachen kann.

14

Bei starken Schmerzen zwischen den Augenbrauen

Nadele Zanzhu (Bl 2) flach unter der Haut

Wenn Sichteinschränkung dabei ist

Kannst du auch Touwei (Ma 8) hierfür benutzen[8]

Bl 2, Zanzhu, Sammeln von Bambus
Wirkung: eliminiert Wind und klärt Hitze, unterstützt die
Augen, macht den Kopf frei und lindert Schmerzen
Indikation:
Schmerzen der Augenbrauenregion
Kopf-Wind
verschwommenes Sehen

Ma 8, Touwei, Kopf-Unterstützung
Wirkung: unterstützt die Augen
Indikation: unscharfes Sehen
berstende Augenschmerzen
Erklärung: Der Punkt ist indiziert bei Kopfschmerzen und
Augenerkrankungen durch inneren und äußeren Wind.
Klassisch wird der Punkt oft mit Bl 2 verwendet (wie
auch hier), um Kopf- und Augenschmerzen durch Wind-
Hitze zu behandeln.

---

[8] *Zanzhu (Bl 2) sedieren, Touwei (Ma 8) 1 fen tief
stechen, flach unter der Haut durch zur Schläfe, bei
Schmerz sedieren, bei Schwindel tonisieren.*

15

Wenn die Augen rot, geschwollen und schmerzhaft sind

Bei Lichtempfindlichkeit durch ein selbst beunruhigtes Herz (xinzijiao)

Nadele Jingming (Bl 1) und Yuwei

Und lasse Taiyang bluten[9]

Bl 1, Jingming, Augenglanz
Wirkung:
unterstützt die Augen
leitet Wind aus und klärt Hitze
Indikation:
Rötung, Schwellung und Schmerzen der Augen
Photophobie
Erklärung: Bl 1 ist der Kreuzungspunkt aller Yang-Leitbahnen (außer der des Dickdarms) und des Dumai, Yangqiaomai und Yinqiaomai. Daher wirkt er sowohl auf Augenerkrankungen äußeren Ursprungs (Wind, Hitze) als auch inneren Ursprungs (verschiedene Leere- und Fülle-Muster). Jadedrachen beschreibt Lichtempfindlichkeit aufgrund eines beunruhigten Herzens (inneres Muster). Moderne Indikationen für den Punkt sind weitere Erkrankungen mit inneren Ursachen: Glaukom, Atrophie des Nervus Opticus, retinale Blutungen, Astigmatismus.

---

[9] *Nadele Jingming (Bl 1) 5 fen tief, nach hinten in Richtung Nasenmitte. Nadele Yuwei (Ex. am Auge, evt. Ex-HN 7) in Richtung Yuyao (Ex-HN 4). Keinen der Punkte moxen. Wenn eine Schwellung aufgrund einer Leere vorhanden ist, dürfen die Punkte nicht bluten.*

Ex-HN-7, Qiuhou, hinter und unter der Orbita
evt. alternativer Name: Yuwei, Fischschwanz
Extrapunkt zur Behandlung von Augenerkrankungen

Ex-HN-5, M-HN 9 Taiyang, Sonne, großes Yang
<u>Wirkung</u>: eliminiert Wind und klärt Hitze
<u>Indikation</u>:
Erkrankungen der Augen
unscharfes Sehen
Rötung und Schwellung der Augen
<u>Erklärung</u>: Wichtiger Extrapunkt für Erkrankungen der
Augen. Durch die blutige Nadelung kann Hitze
ausgeleitet werden.

16
Wenn die Augen schmerzen und Blut im Auge ist

Bei Angst vor Licht und Trockenheit der Augen, die sich schwer öffnen lassen

Lasse Taiyang bluten

Ex HN-5, Taiyang, Sonne, großes Yang
<u>Wirkung</u>: eliminiert Wind und klärt Hitze
<u>Indikation</u>:
Erkrankungen der Augen
unscharfes Sehen
Rötung und Schwellung der Augen
<u>Erklärung</u>: Wichtiger Extrapunkt für Erkrankungen der Augen. Durch die blutige Nadelung kann Hitze ausgeleitet werden.

17

Es braucht keine Operation, die Krankheit heilt dann von selbst

Bei roten Augen durch emporloderndes Herz-Feuer (xin huo yan)

Nadele Yingxiang (Di 20) von innen heraus (neici) [von der Nase aus]

Wenn das Blut vergiftet ist, laß es ganz herausbluten

Die Augen sind nachher klar und können wieder sehen[10]

Di 20, Yingxiang, Empfang des Duftes
Wirkung: vertreibt Wind und klärt Hitze
Indikation: Hitze und Rötung der Augen
Erklärung: Die Yangming-Schicht (Magen-Dickdarm) beherrscht das Gesicht und Di 20 ist bei Wind und Hitze im gesamten Gesicht indiziert.

---

[10] *Yingxiang (Di 20) 2 fen tief nadeln, stecke in das Nasenloch Bambusblätter und lasse es bluten, wenn das noch nicht hilft nadele Hegu (Di 4).*

18
Bei schweren Rückenschmerzen sediere Renzhong (Du 26)

Dies hilft auch bei Hüftschmerzen und Schmerzen im unteren Rücken

Nadele auch Weizhong (Bl 40)

Für alle Probleme im unteren Rücken[11]

Du 26, Renzhong, Mitte des Menschen
Wirkung:
unterstützt die Wirbelsäule
behandelt Lumbago
Indikation:
Steifheit und Schmerzen der Wirbelsäule
Verstauchung und Schmerzen der Lendenwirbelsäule
Erklärung: Du 26 ist ein wichtiger Fernpunkt für Erkrankungen der unteren Wirbelsäule, er wird vor allem bei mittig lokalisiertem, akuten Rückenschmerz genadelt.
Der Punkt wird beim stehenden Patienten, der die Taille rotiert bzw. beugt, genadelt.

Bl 40, Weizhong, unterstützende Mitte
He-Meer-Punkt, Wasser-Punkt
Wirkung:
unterstützt die Lumbalregion und die Knie
aktiviert die Leitbahn und lindert Schmerzen
Indikation:
Schmerzen und Steifheit der Lendenwirbelsäule

---

[11] *Weizhong (Bl 40) nicht moxen, wenn die Farbe bläulich oder rötlich ist würde der Punkt bluten: bei schwachen Patienten nicht benutzen!*

Schwierigkeit beim Beugen und Strecken der Hüfte

Erklärung: Laut Gao Wu (Ming-Dynastie) einer der vier Kommandopunkte. Nach klassischen Indikationen ist Bl 40 ein Punkt, der auf akute und chronische Lumbalschmerzen wirkt. Durch blutige Nadelung kann eine lokale Blutstase im Taiyang aufgelöst werden, die zu stechenden, fixierten Schmerzen führt.

19

Wenn durch schwache Nieren die Hüfte sehr stark schmerzt

Und der Patient sich sehr merkwürdig benimmt Nimm Shenshu (Bl 23) rechts und links

Moxa auf Shenshu lässt den Körper sich selbst kurieren

Bl 23, Shenshu, Shu-Punkt der Nieren
<u>Wirkung</u>:
tonisiert die Nieren und stärkt das Yang
nährt das Nieren-Yin
stärkt das Nieren-Qi
stärkt die Lumbalregion
<u>Indikation</u>:
Schmerzen und Wundheit der Lumbalregion
eiskaltes Gefühl im Bereich der Lumbalregion
<u>Erklärung</u>: Jede Art von Nierenschwäche kann zu chronischen Lumbalschmerzen führen. Im Lingshu heißt es: „Die Nieren speichern das Qi des Knochenmarks." Daher ist Bl 23 ein wichtiger Punkt um Knochenschmerzen, Lumbalschmerzen, Wundheitsgefühl im Bereich der Knie zu therapieren. Hinzu kommt, dass er als Lokalpunkt in der Lumbalregion liegt.
Wenn Nieren-Schwäche sich vor allem auf das Nieren-Yin bezieht, entsteht eine Leere-Hitze mit Zeichen wie Unruhe, Agitiertheit, Nachmittags-Fieber, dies könnte das „merkwürdige Verhalten" das Jadedrachen hier als Indikation nennt, sein.

20

Huantiao (Gb 30) kann Wind in Ober- und Unterschenkel behandeln

Nadele Juliao (Gb 29), sei gewissenhaft dabei

Lasse Weizhong (Bl 40) bluten, dass das Gift herauskommt

Dann bist du ein Arzt der Geist und Können hat[12]

Gb 30, Huantiao, springender Kreis
Wirkung:
aktiviert die Leitbahn
erleichtert ein schmerzhaftes Stauungssyndrom
unterstützt das Hüftgelenk und das Bein
beseitigt Wind-Feuchtigkeit
Indikation:
Schmerzhaftes Stauungssyndrom bei Kälte-Wind-Feuchtigkeit der Beine
Urtikaria, Ekzem
Erklärung: Gb 30 ist der Kreuzungspunkt der Gallenblasen- mit der Blasen-Leitbahn. Durch die Fähigkeit von Gb 30, die Qi- und Blutzirkulation anzuregen und Wind-Kälte-Feuchtigkeit zu eliminieren, ist er ein wichtiger Punkt für jegliche Beinerkrankung. Durch seine Lokalisierung wirkt er besonders auf Erkrankungen der Hüfte. Er behandelt schmerzhaftes Stauungssyndrom, Taubheit, Schmerzen, Steifheit und Kontraktion der Beine.

---

[12] *Durch Moxa auf Juliao (Gb 29) kann die Sehne kürzer werden.*

Gb 29, Juliao, hockende Knochenspalte
Wirkung:
aktiviert die Leitbahn und erleichtert Schmerzen
unterstützt das Hüftgelenk
Indikation: Schmerzen des Rücken und des Beines
Erklärung: Lokalpunkt, der für Hüfterkrankungen verwendet wird, besonders bei Ausstrahlung in die Leistengegend.

Bl 40, Weizhong, unterstützende Mitte
He-Meer-Punkt, Erde-Punkt
Wirkung:
aktiviert die Leitbahn und erleichtert Schmerzen
Indikation: Schmerzhaftes Stauungssyndrom der Beine
Erklärung: Ein alternativer Name für Bl 40 ist Xuexi, Blutgrenzpunkt. Nach dem Lingshu ist die Taiyang-Ebene (Dünndarm-Blase) übervoll an Qi und Blut, daher ist es nützlich Bl 40 bluten zu lassen, wenn man schmerzhafte Blut-Stasen im Lumbago-Bereich behandeln will. Außerdem behandelt Blutenlassen von Bl 40 Hitze auf der Blutebene.
Das Lingshu sagt: „Wenn sich die Krankheit im Bereich des Yang, im Yang befindet, nadele die He-Meer-Punkte." Bl 40 und Di 11 sind die Punkte, die auf die Haut wirken. Bl 40 kann daher auch Wind-Hitze oder Wind-Kälte im Taiyang (Urtikaria, Ekzeme und andere Hauterkrankungen) v.a. im Bereich des Beines behandeln.

21
Bei Schwäche in den Knien und Beinen mit Schwierigkeiten zu stehen

Durch eingedrungene Wind-Nässe verursacht

Nadele die beiden Shi-Markt-Punkte

Und der Patient kann wieder gehen[13]

Ma 33, Yinshi, Markt des Yin
Wirkung: leitet Wind-Feuchtigkeit aus
Indikation:
Empfindung von kaltem Wasser im Bereich der Lendenwirbelsäule und Beine
Schwäche des Beines und des Knies

Gb 31, Fengshi, Windmarkt
Wirkung: beseitigt Wind
Indikation: Taubheit der Beine, Schwäche der Beine

---

[13] *Tonisiere erst, sediere dann. Die zwei Shi-Punkte; das sind Yinshi (Ma 33) und Fengshi (Gb 31).*

22

Kuangu (Ex-LE 1) kann Schmerzen in beiden Beinen behandeln

Wenn die Knie rot und geschwollen sind und der Patient nicht gehen kann

Mußt du Xiyan (Ex-LE 5) und Xiguan (Le 7) stechen

Wenige Momente später, ist eine Erleichterung zu spüren[14]

Ex-LE 1, Kuangu, Hüftknochen
Punktepaar 2 cun oberhalb der Patella,
jeweils 1,5 cun lateral von Ma 34
Wirkung:
aktiviert die Leitbahn
erleichtert ein schmerzhaftes Stauungssyndrom
Indikation: Schmerzen in Hüft- und Kniegelenk

Le 7, Xiguan, Knietor
Wirkung:
verteilt Wind-Feuchtigkeit
unterstützt die Knie und entspannt die Sehnen
Indikation: Erkrankungen des Knies

Ex-LE 5 (MN-LE 16) , Xiyan, Knieaugen
Wirkung: verteilt Wind-Feuchtigkeit
reduziert Schwellungen
lindert Schmerzen der Knie

---

[14] *Xiguan (Le 7) ist unter der Kniescheibe, der Punkt innerhalb ist Dubi (Ma 35), Xiyan zueinander durchstechen.*

<u>Indikation</u>: Erkrankungen des Knies

<u>Erklärung</u>: Die Knieaugen sind lateral und medial direkt unterhalb der Kniescheibe. Der laterale Punkt ist Ma 35, der mediale Punkt liegt außerhalb der Leitbahn. Beide Punkte wurden erstmals im 8. Jahrhundert in einem klassischen Text erwähnt, sie sind wichtige Lokalpunkte zur Behandlung jeglicher Knieerkrankung und der Knieregion, sei sie durch Leere oder Fülle, Kälte, Hitze, Wind oder Feuchtigkeit verursacht.

23
Kälte-Nässe kann das Qi in den Beinen blockieren (Jiaoqi)

Nadele hierfür Zusanli (Ma 36) und Yinjiao (Sanyinjiao, Mi 6)

Nadele dazu auch Juegu (Gb 39)

Und Schwellung und Schmerz werden kuriert[15]

Jiaoqi (Bein-Qi) wird oft mit Beri-Beri übersetzt, eine Krankheit die durch Mangelernährung zustande kommt und u.a. auch durch Schwäche der Beine gekennzeichnet ist.

Ma 36, Zusanli, 3 Li des Fußes
He-Meer-Punkt, Erde-Punkt
<u>Wirkung</u>: kräftigt Milz und löst Feuchtigkeit auf
<u>Indikation</u>: Erkrankungen der Unteren Extremitäten
<u>Erklärung</u>: Wichtiger Punkt zur Behandlung des Beines, aufgrund des Leitbahnsverlauf und der Fähigkeit von Ma 36 aus der Fülle von Yangming an Qi und Blut, die Beine zu ernähren. Seine Wirksamkeit bei Atrophie-Erkrankungen (z.B. Beri-Beri) erklärt das Suwen so: „Besteht eine Erkrankung der Milz ist diese nicht mehr in der Lage, Körperflüssigkeiten für den Magen zu transportieren. Die vier Extremitäten erhalten keine Nährung durch das Wasser und die Getreide und werden dadurch schwach. Besteht kein freier Fluss durch die Gefäßwege ist kein Qi vorhanden, um die Sehnen, die Knochen und die Muskeln zu aktivieren[...]".

---

[15] *Yinjiao ist Sanyinjiao (Mi 6).*

Mi 6, Sanyinjiao, Kreuzungspunkt der drei Yin
Wirkung:
tonisiert Milz und Magen
beseitigt Feuchtigkeit
Indikation:
Schweregefühl des Körpers mit Schwere der vier
Extremitäten
Erklärung: Wenn die Milz geschädigt wird (z.b. durch
Mangelernährung) und sich eine Yang-Schwäche der
Milz entwickelt, kann sie nicht mehr Flüssigkeiten
transformieren und Feuchtigkeit sammelt sich im Körper.
Da Feuchtigkeit nach unten sackt, bilden sich zuerst in
den Beinen Ödeme.

Gb 39, Xuanzhong, hängende Glocke
Hui-Einflusspunkt des Markes
Wirkung:
beseitigt Wind-Feuchtigkeit
aktiviert die Leitbahn und lindert Schmerzen
Indikation:
Taubheit und Schmerzen von Knie und Unterschenkel
Erklärung: Als Einflusspunkt des Markes ist er für
Erkrankungen indiziert, die durch Schwäche, Schmerzen
und Schlaffheit der Extremitäten gekennzeichnet sind.

24

Durch Strohschuhe kann der Wind in die Füße eindringen, und sie werden rot und geschwollen davon

Nadele dann Kunlun (Bl 60) rechts und links

Nadele auch Shenmai (Bl 62) und Taixi (Ni 3) um die Krankheit zu kurieren

Ärzte mit Geist und Begabung tun dies[16]

Bl 60, Kunlun, Kunlun-Berge
Jing-Fluss-Punkt und Feuer-Punkt
Wirkung:
beruhigt Wind und verringert einen Füllezustand
aktiviert die gesamte Leitbahn und erleichtert Schmerzen
Indikation: Fersenschmerzen, Sprunggelenksschmerzen

Bl 62, Shenmai, neunte Leitbahn
Wirkung:
beruhigt inneren Wind und beseitigt äußeren Wind
aktiviert die Leitbahn und erleichtert Schmerzen
Indikation:
Rötung und Schwellung lateral des Malleolus
Strohschuhwind

Ni 3, Taixi, großer Wildbach
Shu-Bach-Punkt, Yuan-Punkt, Erde-Punkt
Wirkung:
verankert das Qi
kräftigt die Lendenwirbelsäule
Indikation: Schwellung und Schmerzen der Knöchel

---

[16] *Nadele Kunlun (Bl 62) von außen zur Innenseite.*

Schwellung und Schmerzen der Ferse

Erklärung: Ni 3 ist bei Fersenschmerzen durch Nieren-schwäche, traumatische Schädigung oder einem schmerz-haften Stauungssyndrom indiziert. Bei Fersenschmerzen sollte Ni 3 so genadelt werden, dass das Deqi in die Ferse ausstrahlt.

25

Bei Schmerzen auf dem Fußrücken nadele Qiuxu (Gb 40)

Lasse den Punkt bluten und führe die Nadel leicht

Nadele auch Jiexi (Ma 41) und Shangqiu (Mi 5)

Achte auf das Tonisieren und Sedieren

Gb 40, Qiuxu, Hügelruinen
Yuan-Punkt
Wirkung:
akiviert die Leitbahn, erleichtert Schmerzen
unterstützt die Gelenke
verteilt das Leber-Qi
Indikation:
schmerzhaftes Stauungssyndrom der unteren
Extremitäten
Schwellung des lateralen Sprunggelenks
Erklärung: Gb 40 kann Erkrankungen der gesamten
unteren Extremitäten behandeln und wird hierfür gerne
mit Gb 30, Gb 29 und Gb 34 kombiniert.

Mi 5, Shangqiu, Beratungshügel
Jing-Fluss-Punkt, Metall-Punkt
Wirkung:
unterstützt die Sehnen und Knochen
unterstützt die Milz und beseitigt Feuchtigkeit
Indikation:
Schmerzen und Kontraktion der Sehnen
Sprunggelenksschmerzen
schmerzhaftes Knochenstauungs-Syndrom

Erklärung: Jadedrachen geht hier nicht näher auf die Ursachen des Schmerzes ein. Die Ursache kann in den Sehnen, Muskeln oder Knochen liegen.

Mi 5 ist ein wichtiger Punkt zur Behandlung von Yin im Yang = Sehnen (Lingshu). Als Flusspunkt behandelt er Erkrankungen der Sehnen, Muskeln und Knochen, die durch Feuchtigkeits-Pathogen verursacht sind. Ein schmerzhaftes Feuchtigkeitsstauungs-Syndrom ist durch Steifheit, Schwellung und Schweregefühl der Gelenke gekennzeichnet.

Ma 41, Jiexi, teilender Strom
Jing-Fluss-Punkt, Feuer-Punkt
Wirkung: aktiviert die Leitbahn und lindert Schmerzen
Indikation:
schmerzhaftes Sehnen-Stauungssyndrom
schmerzhaftes Feuchtigkeits-Stauungssyndrom
Erklärung: Wichtiger Punkt zur Behandlung lokaler Erkrankungen des Fußes und des Knöchels. In Richtung Mi 5 nadeln bei Erkrankungen der mittleren und medialen Knöchelanteile.

26
Bei Schwierigkeiten zu gehen und Unfähigkeit sich in der Taille zu drehen

Nadele Taichong (Le 3) rechts und links, dies ist sehr effektiv

Nadele auch Sanli (Zusanli Ma 36) und Zhongfeng (Le 4)

Die Krankheit wird sein wie weggeblasen

Le 3, Taichong, großes Branden
Shu-Bach-Punkt, Yuan-Punkt, Erde-Punkt
<u>Wirkung</u>:
verteilt das Leber-Qi
nährt Leber-Blut und Leber-Yin
<u>Indikation:</u>
Lumbalschmerzen
Schlaffheit und Schwäche der Beine
Unfähigkeit zu gehen
<u>Erklärung:</u> Le 3 ist der Shu-Bachpunkt und Yuan-Punkt der Leber-Leitbahn, deren Funktion es ist, für einen gleichmäßigen Fluss des Qi zu sorgen. Daher behandelt er Leitbahnstörungen wie Schwäche und Schmerzen der Knie und Beine, Lumbalschmerzen und Kälte der Knie und Füße.

Le 4, Zhongfeng, mittleres Siegel
Jing-Fluss-Punkt, Metall-Punkt
<u>Wirkung:</u> verteilt das Leber-Qi
<u>Indikation</u>: Kälte-Inversion der Füße
<u>Erklärung</u>: Kälte-Inversion kommt zustande, wenn im Inneren Hitze eingeschnürt ist oder wenn eine Qi-Stagnation den Fluss des warmen Qi in die Extremitäten

verhindert. Le 4 behandelt in Kombination mit Le 3 Erkrankungen der unteren Extremitäten, die durch Qi-Stagnation verursacht sind.

Ma 36, Zusanli, 3 Li des Fußes
He-Meer-Punkt, Erde-Punkt
<u>Wirkung</u>: tonisiert Qi und nährt Blut und Yin
<u>Indikation</u>:
Lumbalschmerz mit Unfähigkeit, sich zu drehen
<u>Erklärung</u>: Ma 36 behandelt ein schmerzhaftes Stauungs-syndrom durch Kälte und Feuchtigkeit. Der Punkt tonisiert Qi und Blut und unterstützt die Milz in ihrer Funktion, Feuchtigkeit zu transformieren und transportieren.

27
Rote und geschwollene Knie können durch eingedrungenen Wind verursacht werden

Nadele dann Yangling (Yanglingquan, Gb 34) rechts und links

Nadele auch Yinling (Yinlingquan, Mi 9) tief

Und die Röte und Schwellung verschwinden vollkommen

Gb 34, Yanglingquan, Quelle am Yang-Hügel
He-Meer-Punkt, Erde-Punkt,
Hui-Einfluss-Punkt der Sehnen
Wirkung: unterstützt die Sehnen und die Gelenke
Indikation: Erkrankungen der Knie
Erklärung: Als Einflusspunkt der Sehnen behandelt
Gb 34 Kontrakturen der Sehnen, Härte der Muskulatur sowie Erkrankungen der Gelenke.

Mi 9, Yinlingquan, Quelle am Yin-Hügel
Wirkung: reguliert die Milz und beseitigt Feuchtigkeit
Indikation: Schmerzen und Schwellungen der Knie
Erklärung: Schmerzhafte Feuchtigkeits-Stauungssyndrome, die Schwellungen verursachen, behandelt Mi 9 aufgrund seiner Fähigkeit, Feuchtigkeit zu beseitigen.

28

**Bei Kraftlosigkeit im Handgelenk und
Schwierigkeiten, Dinge in der Hand zu halten**

**Und der Schwierigkeit, Gegenstände mit der Hand zu
bewegen**

Nadele Wangu (Dü 4), um die Krankheit zu kurieren

Dabei solltest du auf Tonisieren und Sedieren achten

Dü 4, Wangu, Handgelenksknochen
Yuan-Punkt
Wirkung:
aktiviert die Leitbahn und erleichtert Schmerzen
Indikation:
Kontraktion der fünf Finger mit erschwerter Beugung
und Streckung
Erklärung: Als Yuan-Punkt aktiviert Dü 4 die gesamte
Dünndarm-Leitbahn, einschließlich der Hand. Er ist mit
Di 5 und Sj 3 einer der wichtigsten Punkte zur Behand-
lung von Kontraktionen der fünf Finger.

29
Bei Qi das die Brust attackiert und plötzlichen Schmerz in beiden Armen verursacht

Nadele Jianjing (Gb 21) zur Behandlung

An diesem Punkt sammelt sich das wahre Qi

Du solltest viel tonisieren und wenig sedieren[17]

Gb 21, Jianjing, Brunnen der Schulter
Wirkung: reguliert das Qi
Indikation: aufsteigendes Bein-Qi, das das Herz angreift
Erklärung: Bein-Qi ist eine Erkrankung, die durch Taubheit, Schwellung, Spasmen, Schmerzen, Rötung und Hitze-Sensation der Füße und Beine gekennzeichnet ist. Sie wird von einigen westlichen Übersetzern mit Beri-Beri gleichgesetzt. In schweren Fällen geht der pathogene Faktor tiefer und das Bein-Qi greift das Abdomen und das Herz an.
Gb 21 hat stark Qi-absenkende Wirkung, was auch in seiner Indikation für eine Beschleunigung der Geburt zum Ausdruck kommt.

---

[17] *An diesen beiden Punkten (Jianjiang, Gb 21, rechts und links), steche 2 cun tief (Pneumothorax!) dort sammelt sich das Zhenqi der fünf Zang-Organe, wenn der Patient schwach und schwindelig ist tonisiere Zusanli (Ma 36).*

30
In Schulter und Rücken eingedrungener Wind verursacht Schmerzen in den Armen

Nadele klar die zwei Beifeng (Extrapunkte unter dem Schulterblatt)

Wushu (Gb 27) kann Hüftschmerzen kurieren

Diese Punkte kurieren die Schmerzen[18]

Gb 27, Wushu, fünf Angelpunkte
<u>Wirkung</u>: reguliert den Daimai
<u>Indikation</u>:
Schmerzen des Rückens, der Lumbalregion und des Ileums
<u>Erklärung</u>: Gb 27 ist der Kreuzungspunkt der Gallenblasen-Leitbahn mit dem Daimai und behandelt daher Schmerzen im Verlauf des Daimais.

---

[18] *Beifeng rechts und links sind unter den Schulterblättern in Richtung der Achselhöhlen, steche 2 cun tief, moxe 7 Kegel.*

31

Bei Problemen am Knochen und der Sehnen des Ellenbogens

Und Schwierigkeiten den Ellenbogen zu bewegen

Nadele Quchi (Di 11) sedierend und bewegend

Nadele auch Chize (Lu 5), wie es der Himmel bestimmt

Di 11, Quchi, gewundener Teich
He-Meer-Punkt, Erde-Punkt
Wirkung:
reguliert Qi und Blut
akiviert die Leitbahn und lindert Schmerzen
eliminiert Wind, leitet Nässe aus
Indikation:
Kontraktion, Immobilität und Schmerzen des Ellbogens und der Schulter
Erklärung: Di 11 ist ein Hauptpunkt zur Behandlung von Erkrankungen des Ellbogens. Er kann sowohl ein schmerzhaftes Stauungssyndrom beseitigen, als auch durch Regulierung von Qi und Blut Schwachheit des Armes behandeln.

Lu 5, Chize, Ellenbeugen-Sumpf
He-Meer-Punkt, Wasser-Punkt
Wirkung: entspannt die Sehnen und lindert Schmerz
Indikation:
wandernde schmerzhafte Stauung des Ellbogens und des Oberarms
Beeinträchtigung der Beweglichkeit des Ellbogens
Ellbogenschmerzen

Erklärung: Durch seine Lokalisierung ist Lu 5 ein gern verwendeter Punkt bei einem Tennisellenbogen. Die Nadel wird dann in Richtung des berührungsempfindlichen Gebietes gestochen.

32

Wenn die Außenseite der Schulter rot, geschwollen und schmerzhaft ist

Wetteifern Kälte und Nässe miteinander, Blut und Qi in Fülle zu bringen

Nadele dann Jianliao (Sj 14) wissend um Tonisierung und Sedierung

Moxe viel, dadurch wird die Krankheit kuriert

Sj 14, Jianliao, Schulterspalte
<u>Wirkung</u>:
zerstreut Wind-Feuchtigkeit
lindert Schmerzen und unterstützt das Schultergelenk
<u>Indikation</u>:
Schulterschmerzen
Schweregefühl der Schulter mit Unfähigkeit den Arm zu heben
<u>Erklärung</u>: Sj 14 ist ein wichtiger Lokalpunkt für Erkrankungen der Schulter, insbesondere des hinteren Anteils des Schultergelenkes. Er behandelt Schädigung durch Wind, Kälte, Feuchtigkeit oder Hitze, darüber hinaus auch Stagnation von Qi und Blut durch traumatische Schädigung und Qi- und Blutmangel durch hohes Alter oder chronische Stauung der Leitbahn.

33

Bei Problemen, die Hand zu öffnen wegen einer Kontraktion der Sehne

Nadele Chize (Lu 5), dies solltest du sehr gewissenhaft tun

Lu 5, Chize, Ellenbeugen-Sumpf
He-Meer-Punkt, Wasser-Punkt
<u>Wirkung</u>: entspannt die Sehnen und lindert Schmerz
<u>Indikation</u>: Probleme, die Hand zu öffnen und zu strecken
<u>Erklärung:</u> Wegen der zentralen Position von Lu 5 auf der Lungen-Leitbahn behandelt der Punkt die gesamte obere Extremität und ist bei Leitbahnstörungen im Bereich von Schulter, Oberarm, Ellbogen und Hand angezeigt.

34
Bei verschiedenen Symptomen an Kopf und Gesicht

Verbindet eine Nadel auf Hegu (Di 4) wieder mit dem Göttlichen

Di 4, Hegu, Talverbindung
Yuan-Punkt
Wirkung: reguliert das Gesicht
Indikation:
Schwellung des Gesichts
Deviation von Gesicht und Mund
Erklärung: Der Autor Gao Wu aus der Ming-Dynastie betrachtete Di 4 als den Kommandopunkt für das Gesicht und den Mund. Dies lässt sich durch den Leitbahnverlauf erklären. Die Dickdarm-Leitbahn zieht zur Mitte des Gesichts hin, außerdem ist sie nach den 6 Schichten mit der Magen-Leitbahn verbunden. So wird z.B. Stirnkopfschmerz als ein Syndrom des Yangming (Dickdarm-Magen) betrachtet. In der Praxis wird Di 4 für sämtliche Symptome des Gesichtes und Kopfes wie Erkrankungen der Ohren, Augen, Nase, Wangen, Mund und Zähne, angewandt.

35

Bei starken Schmerzen im Abdomen aufgrund von Qi-Blockade

Nadele um zu verhindern, dass die Krankheit ins Neiguan eindringt

Den berühmten Yinwei-Punkt[19]

Diese Punkte kurieren die Krankheiten des Abdomens[20]

Pe 6, Neiguan, inneres Tor
Luo-Punkt
Öffnungspunkt des Yinweimai
<u>Wirkung</u>:
öffnet den Yinweimai
reguliert das Abdomen
<u>Indikation</u>:
abdominelle Schmerzen
Nahrungsansammlung, Blutmassen
Disharmonie zwischen Milz und Magen
<u>Erklärung</u>: Die Perikard-Haupt und -Sonderleitbahn ziehen in den Mittleren und Unteren Erwärmer. Viele klassische Texte betonen die Wirksamkeit von Pe 6 auf die Fu-Organe, womit in diesem Fall Dick- und Dünndarm sowie Magen gemeint sind. Daher behandelt Pe 6 sämtliche Beschwerden im Abdomen. Darüber hinaus wirkt er auch beruhigend auf den Geist.

---

[19] *Pe 6 als Öffner des Yinweimai.*

[20] *Tonisiere erst, sediere dann, moxe nicht. Bei Verstopfung sediere und die Verstopfung löst sich.*

36
Bei starken Schmerzen im Abdomen

Nadele Daling (Pe 7) und Waiguan (Sj 5)

Pe 7, Daling, großer Hügel
Shu-Bach-Punkt, Erde-Punkt, Yuan-Punkt
<u>Wirkung</u>:
harmonisiert den Magen und die Eingeweide
klärt Hitze aus dem Herzen
<u>Indikation</u>: Magenschmerzen, Erbrechen
<u>Erklärung</u>: Pe 7 wird besonders bei rebellierendem Qi durch Magenfeuer eingesetzt (fauliger Mundgeruch, epigastrische Schmerzen, Erbrechen, Bluterbrechen, plötzliche tumultartige Erkrankung).
Perikard- und Leber-Leitbahn sind nach den 6 Schichten in der Jueyin-Schicht verbunden. Durch eine Leber-Qi-Stagnation kann Feuer entstehen, das in den Magen eindringt, was dann zu nach oben steigendem rebellierendem Qi führt. Durch die Verbindung in der Jueyin-Schicht sowie den Verlauf von Perikard-Haupt- und -Sonderleitbahn im Mittleren und Unteren Erwärmer behandelt Pe 7 rebellierendes Magen-Qi aufgrund von Hitze und wirkt harmonisierend bei Leber-Magen-Disharmonien.

Sj 5, Waiguan, äußeres Tor
Luo-Punkt
<u>Wirkung</u>: klärt Hitze im Mittleren und Unteren Erwärmer
<u>Indikation</u>: Verstopfung, Schmerzen im Abdomen

37

Bei Schmerzen der seitlichen Rippenregion mit Stauung und Verknotung

Nadele Zhigou (Sj 6), dies ist sehr effektiv

Sj 6, Zhigou, Wassergraben-Abzweig
Jing-Fluss-Punkt, Feuer-Punkt
<u>Wirkung</u>:
unterstützt den Thorax und die laterale Rippenregion
<u>Indikation</u>: Schmerzen der lateralen Rippenregion
<u>Erklärung</u>: Sj 6 wirkt auf den Thorax und die lateralen
Rippen. Er löst Stauungen, reguliert das Qi und bewegt
den Stuhlgang. Damit ist er für eine Vielzahl von
Rippen-, Thorax- und abdominellen Schmerzen (hier vor
allem durch Obstipation verursachte) indiziert.

38

Wenn die Milz von Krankheit befallen ist

Und der Patient gleichzeitig unter Hitze und Kälte leidet

Dann nadele Jianshi (Pe 5) rechts und links und sediere und bewege

Sediere bei Hitze und tonisiere bei Kälte, dadurch wird die Krankheit kuriert[21]

Pe 5, Jianshi, Vermittler
Jing-Fluss-Punkt, Metall-Punkt
Wirkung: klärt Hitze
Indikation:
fieberhafte Erkrankung, Malaria
rotes Gesicht und gelbe Augen
Erklärung: Pe 5 hat klassische Indikationen für die „fünf Arten der Malaria mit starkem Frösteln und sogar noch stärkerem Fieber". Dies kann evtl. durch die Fähigkeit des Perikards erklärt werden, Hitze zu klären. Traditionell werden Krankheiten, die durch Kälte-Hitze im Wechsel gekennzeichnet sind, allerdings als Shaoyang-Syndrome diagnostiziert, die häufig mit Punkten dieser Leitbahnen (Gallenblase und Sanjiao) behandelt werden.
Malaria wird von der chinesischen Medizin als Erkrankung der Milz gesehen, die für die Blutbildung wesentlich ist. Auch andere Erkrankungen wie Gelbsucht oder hämorrhagisches Fieber beziehen sich chinesisch betrachtet auf die Milz.

---

[21] *Nadele Jianshi (Pe 5) durch zu Zhigou (Sj 6), wenn die Milz kalt ist, moxe.*

39
Es gibt 9 Arten Herz- und Milzschmerzen

Nadele hierfür Shangwan (Ren 13) mit Geist

Wenn die Milz schwach ist, tonisiere Zhongwan (Ren 12)

Diese zwei Nadeln mit Geist sind sehr wirkungsvoll

Ren 13, Shangwan, oberes Epigastrium
Wirkung:
reguliert das Herz
harmonisiert den Magen und reguliert das Qi
Indikation:
abdominelle Schmerzen
plötzliche Herzschmerzen
Gefühl von Agitiertheit im Herzen, Schreck-Palpitationen
Erklärung: Ren 13 ist der Kreuzungspunkt des Renmai mit der Dünndarm- und Magen-Leitbahn. Beide Leitbahnen verbinden sich mit dem Herzen. Allerdings ist Ren 14 der Mu-Punkt des Herzens, als solcher wird er bei Herzsymptomen in der modernen Praxis öfter verwendet als Ren 13.
Ren 13 ist traditionell auch als „oberer Kontrolleur" bezeichnet worden, klassische Texte schreiben ihm eine Wirkung auf das obere Epigastrium zu.

Ren 12, Zhongwan, mittleres Epigastrium
Mu-Punkt des Magens, Einflusspunkt der Fu-Organe
Wirkung:
tonisiert den Magen und stärkt die Milz
reguliert das Qi und erleichtert Schmerzen

<u>Indikation</u>: Ren 12 ist der wichtigste Punkt auf dem Abdomen, der die Funktion des Magens reguliert. Er ist in gleicher Weise bei Fülle- wie Leere-Mustern indiziert.

40
Hämorrhoiden sind ein sehr schlimmes Leiden

Und es ist sehr schwierig dieses Leiden zu kurieren

Schmerzen, Juckreiz oder Bluten sind dabei möglich

Nadele hierfür Erbai (Ex UE 2) in der Arm-innenseite[22]

Ex-UE 2, Erbai, zwei Weiße
Wirkung:
behandelt Rektumprolaps und Hämorrhoiden
Juckreiz des Anus
Blut im Stuhl
Tenesmen
Indikation:
chronische Hämorrhoiden
Hämorrhoiden in Verbindung mit Rektumprolaps
Erklärung: Erbai werden erstmals im „Klassiker des Jadedrachen" erwähnt. Sie werden seit langer Zeit für Hämorrhoiden und Rektumprolaps verwendet.

---

[22] *Die vier Punkte Erbai (Ex UE 2) sind in der Arminnenseite, 4 cun von der Handgelenksfalte entfernt, die beiden Punkte liegen sich gegenüber, ein Punkt ist innerhalb der Daumensehne, ein Punkt ist außerhalb der Daumensehne. Nadele sie 5 fen tief.*

41

Wenn Hitze im Sanjiao ist, die in den oberen Erwärmer steigt

So hat der Patient einen bitteren Geschmack im Mund und eine trockene Zunge

Dies ist schwer zu behandeln

Dann lasse Guanchong (Sj 1) bluten, so dass das giftige Blut herauskommt

Danach hat der Patient eine befeuchtete Zunge und einen angenehmen Geschmack im Mund

Sj 1, Guanchong, Tor-Ansturm
Jing-Fluss-Punkt, Metall-Punkt
Wirkung: klärt Hitze im oberen Erwärmer
Indikation:
gestaute Hitze im Sanjiao
gestaute Hitze im oberen Erwärmer
Erklärung: Blutenlassen von Sj 1 beseitigt toxisches Blut. Bei äußerer Hitze (v.a. Wind-Hitze) und innerer Hitze (v.a. Leber-Hitze) ist Sj 1 wegen der Verbindung von Sanjiao und Gallenblase im Shaoyang indiziert. Hitze verursacht einen bitteren Geschmack im Mund und eine trockene Zunge.
Im allgemeinen behandelt der Sanjiao Hitze in der Wei- und der Qi-Schicht. Da jedoch bei Sj 1 das Qi vom Perikard in den Sanjiao übergeht, ist Sj 1 ideal für Hitze-Muster des Perikard und der Lunge.
Diese Erklärung zeigt, dass bei der Differenzierung von Fiebererkrankungen das 6-Schichten-Modell mit dem 4-Ebenen-Modell gekoppelt ist.

42

**Wenn Hände und Arme rot und geschwollen sind
In Verbindung mit Schmerzen im Handgelenk**

Dann nadele Yemen (Sj 2)

Nadele dazu auch noch Zhongzhu (Sj 3)

Wenn du diese sedierst, wird die Krankheit kuriert[23]

Sj 2, Yemen, Flüssigkeits-Tor
Ying-Quell-Punkt, Wasser-Punkt
<u>Wirkung</u>: aktiviert die Leitbahn und lindert Schmerzen
<u>Indikation</u>:
Rötung und Schwellung des Handrückens,
Handgelenksschwäche,
Kontraktion der fünf Finger
<u>Erklärung</u>: Sj 2 wird bei lokalen Leitbahnstörungen der Hand verwendet.

Sj 3, Zhongzhu, mittlere kleine Insel
Shu-Bach-Punkt, Holz-Punkt
<u>Wirkung</u>: aktiviert die Leitbahn und lindert Schmerzen
<u>Indikation</u>:
Kontraktion der fünf Finger
Rötung, Schwellung und Schmerzen des Ellbogens und des Oberarms
<u>Erklärung</u>: Das Nanjing nennt die Shu-Bachpunkte als indiziert für Schweregefühl im Körper und Schmerzen in den Gelenken. Sj 3 aktiviert das Leitbahn-Qi und kuriert damit Schmerzen im Verlauf der gesamten Leitbahn, insbesondere in den Gelenken (Schulter, Ellenbogen).

---

[23] *Nadele Yemen (Sj 2) flach unter der Haut nach hinten durch zu Yangchi (Sj 4).*

43

Innerer Wind (Zhongfeng) ist eine sehr schlimme Krankheit

Zwei Punkte; Zhongchong (Pe 9) rechts und links, stellen das Bewusstsein wieder her

Tonisiere erst, sediere dann - wenn du damit noch keinen Erfolg hast

Wird die Nadelung von Renzhong (Du 26) die Besserung bringen[24]

Pe 9, Zhongchong, zentraler Ansturm
Jing-Brunen-Punkt, Holz-Punkt
Wirkung:
klärt Hitze aus dem Perikard
stellt das Bewusstsein wieder her
klärt Sommerhitze
Indikation:
Wind-Apoplex
Schädigung durch Sommerhitze
Erklärung: Traditionell ist Zhongfeng eine Krankheit, die durch aufsteigenden Wind verursacht wird, der seinerseits durch große Hitze, leere Blutgefäße oder aufsteigendes Leber-Yang verursacht wird. Pe 9 klärt Hitze insbesondere in der Ying- und Xueschicht. außerdem stellt er als Jing-Brunnen-Punkt das Bewusstsein wieder her, so dass er bei Apoplex mit Bewusstseinsverlust indiziert ist.

---

[24] *Es ist verboten, Zhongchong (Pe 9) zu moxen, wenn jedoch der Patient Schreck-Wind hat, dann moxe.*

Du 26, Renzhong, Mitte des Menschen

<u>Wirkung</u>:

stellt das Bewusstsein wieder her und beruhigt den Geist

<u>Indikation</u>:

Bewusstseinsverlust nach Wind-Apoplex

<u>Erklärung</u>: Du 26 ist der wichtigste Punkt für Bewusstseinsverlust, der einzeln gedrückt oder gestochen werden kann.

44

Wie behandelt man eine kalte Gallenblase und ein leeres Herz?

Zwei Punkte; Shaochong (He 9) rechts und links richten sehr viel aus

Nadele sie 3 fen tief und moxe sie nicht

Mithilfe dieser goldenen Nadeln findet der Körper wieder ins Gleichgewicht

He 9,Shaochong, kleine Brandung
Jing-Brunnen-Punkt, Holz-Punkt
Wirkung: reguliert das Herz-Qi und beruhigt den Geist
Indikation:
Herzschmerz
übermäßiges Seufzen
Schrecken und Traurigkeit mit verringertem Qi
Erklärung: In modernen Indikationen wird He 9 besonders für Herz-Füllemuster verwendet. Klassische Texte jedoch betonen auch seine Wirksamkeit bei Herz-Qi-Mangel und einer kalten Gallenblase. Die Gallenblase ist der Entscheider. Während die Leber die Pläne macht, gibt die Gallenblase den Anstoß diese umzusetzen. Eine kalte Gallenblase ist also mangelnde Entschlußfähigkeit, Angst vor Entscheidungen, mangelnder innerer Antrieb u.ä..

45
Malaria ist schwer zu behandeln

Es gibt einen Punkt dafür, unklar ist, warum er wirkt

Houxi (Dü 3) ist der Punkt, der wirkt

Moxe viel, um die Krankheit zu kurieren[25]

Dü 3, Houxi, hinterer Fluss
Shu-Bach-Punkt, Holz-Punkt
<u>Wirkung</u>: beseitigt Wind-Hitze und behandelt Malaria
<u>Indikation</u>: Malaria
<u>Erklärung</u>: Dü 3 gehört zur Taiyang-Schicht , daher behandelt er die Oberfläche des Körpers. Dü 3 behandelt v. a. Malaria, die durch äußere Wind-Hitze oder Wind-Kälte eingedrungen ist und Frösteln und Fieber mit Halsschmerzen und schmerzender Wirbelsäule verursacht.

---

[25] *Sediere bei Hitze, tonisiere bei Kälte.*

46

Bei sehr schlimmen Zahnschmerzen

Nadele Erjian (Di 2), um die Krankheit zu kurieren

Di 2, Erjian, zweites Intervall
Ying-Quell-Punkt, Wasser-Punkt
Wirkung:
vertreibt Wind
beseitigt Hitze,
vermindert Schwellungen
lindert Schmerz
Indikation: Zahnschmerz
Erklärung: Hitze im Yangming kann zu Hals-
entzündungen, trockenem Mund und Zahnschmerzen
führen. Klassische Texte betonen Di 2 als wirksameren
Punkt gegenüber Di 4 für Zahnschmerzen. Als Ying-
Quell- und Wasser-Punkt ist Di 2 für Entzündungen
indiziert.

47
Bei Magenproblemen mit Erbrechen

Nadele Zhongkui (Ex UE 4), keinen anderen Punkt
(dorsale Seite des Mittelfingers, Mitte der Querfalte über dem proximalen Interphalangealgelenk)

Ru E können nur wenige Leute behandeln

Es muß hier mit goldener Nadel akupunktiert werden

Wenn Shaoshang (He 9) blutig gestochen wird

Heilt das die Krankheit und beugt weiteren Gefahren vor[26]

He 9, Shaochong, kleine Brandung
Jing-Brunnen-Punkt, Holz-Punkt
Wirkung:
beseitigt Hitze
kräftigt Zunge, Augen und Hals
Indikation:
schmerzhaftes Stauungssyndrom des Halses
trockener Hals,
Hitze im Mund
Hitze im Körper wie Feuer
Erklärung: Ru E ist eine traditionelle Krankheit: vergleichbar mit einer akuten Tonsillitis durch exzessive Hitze in Lunge und Magen. Die Herz-Hauptleitbahn steigt entlang der Speiseröhre auf und verbindet sich mit dem Gewebe der Augenregion. Die Herz-Sonderleitbahn steigt entlang des Halses auf. Diese Leitbahnverläufe können die Hitze klärende Wirkung von He 9 auf die

---

[26] *Verwende eine Sanling-Nadel [dicke Dreikantnadel].*

Tonsillen und die Lungen erklären. Allgemein wird He 9 eine Hitze klärende Wirkung für den ganzen Körper zugeschrieben.

Die Nadelung mit der Dreikantnadel dient dazu, den Punkt bluten zu lassen und so (toxische) Hitze auszuleiten.

48
Heute haben viele Menschen Hautprobleme

Sogar gute Ärzte haben Schwierigkeiten, diese zu kurieren

Nadele Tianjing (Sj 10) mit viel Moxa

Die Flecken verschwinden dann[27]

Sj 10, Tianjing, himmlischer Brunnen
Wirkung: beseitigt Hitze aus der Sanjiao-Leitbahn
Indikation: wandelt Schleim um und löst Knoten auf
Erklärung: Evt. ist hier die Behandlung von Skrofula (Knoten an der Seite des Halses und unter der Achsel) gemeint. Diese haben immer ihre Ursache in Schleimansammlung, kombiniert mit Hitze oder stagnierendem Qi. Sj 10 wird für zahlreiche Schleim-Erkrankungen wie Husten mit Schleim, Herz-Schleim und auch Hauterscheinungen aufgrund von Schleim (Skrofula) verwendet.

---

[27] *Sediere, moxe 7 Kegel.*

49
Bei Husten mit kaltem Auswurf

Kuriert Lieque (Lu 7) am besten

Sediere erst Taiyuan (Lu 9)

Dann nehme viel Moxa hinzu, so dass es wirkt[28]

Lu 9, Taiyuan, großer Abgrund
Shu-Bach-Punkt, Erde-Punkt
Yuan-Punkt
Wirkung: tonisiert die Lunge und wandelt Schleim um
Indikation: Husten, Husten mit wässrigem Schleim
Erklärung: Lu 9 behandelt Husten der durch Lungen-Qi-
Schwäche entsteht. Hierbei ist das Lungen-Qi zu
schwach, um die Flüssigkeiten zu bewegen und es
sammelt sich viel dünnflüssiger Schleim in den Lungen.

Lu 7, Lieque, unterbrochene Reihenfolge
Luo-Punkt
Wirkung:
fördert die absenkende Funktion der Lunge
beruhigt Wind und Schleim
Indikation: Husten mit Schleim
Erklärung: Lu 7 ist der Ort, an dem sich ein innerer Ast
der Lungen-Hauptleitbahn mit Di 1 verbindet. Diese Verbindung von Lu 7 mit der gekoppelten Yang-Leitbahn
lässt Lu 7 zum am meisten äußerlich wirkenden Punkt
der Lungen-Leitbahn werden. Er ist daher indiziert um
die Oberfläche zu entlasten, die absenkende Funktion der
Lunge zu fördern und die Wasserwege zu regulieren.

---

[28] *Nadele Lieque (Lu 7) durch zu Taiyuan (Lu 9).*

50

Bei debilen Patienten, denen niemand nahe kommen will

Die nicht wissen, wie man Respekt zeigt und die Leute beleidigen

Kann Shenmen (He 7) die Debilität heilen

Man muß den Handknochen drehen, um den Punkt wirklich zu finden[29]

He 7, Shenmen, Tor des Geistes
Shu-Bach-Punkt, Erde-Punkt
Yuan-Punkt
Wirkung: beruhigt den Geist
Indikation:
Demenz, Verlangen zu lachen, verrücktes Lachen
beleidigt Menschen
Erklärung: Wenn Schleim oder Schleim-Feuer die Poren des Herzens blockieren (Fülle-Muster), kommt es zu manischem Verhalten (Schleim-Feuer) oder Agonie, Stumpfheit, Debilität (Schleim). Bei beiden Mustern ist He 7 indiziert, darüber hinaus wirkt er auch auf Leere-Muster des Herzens.

---

[29] *Nehme Moxa und sediere.*

51

**Bei mehreren Tagen Unruhe in Verbindung mit
einem roten Gesicht**

Und Schreck-Herzklopfen

Ist Tongli (He 5) der richtige Punkt

**Benutze eine goldene Nadel, die Wirkung ist
augenblicklich**[30]

He 5, Tongli, innere Verbindung
Luo-Punkt
<u>Wirkung</u>:
beruhigt den Geist
reguliert den Herzrhythmus
klärt Herz-Feuer
<u>Indikation</u>: Beunruhigung und Ärger
Schmerz und Agitiertheit des Herzens
<u>Erklärung</u>: Als Luo-Punkt des Herzens ist He 5 der Ort,
von wo die Verbindungs-Leitbahn sich tief mit dem
Herzen verbindet. Der Arzt Hua Tuo sagt zur
Entwicklung von Schrecken und Furcht: „Übermäßiges
Denken führt zur Entwicklung von Befürchtungen und
Befürchtungen schädigen das Herz, ein geschädigtes
Herz fördert den Verlust des Geistes und der Verlust des
Geistes führt zu einer Entwicklung von Schrecken und
Furcht."
He 5 reguliert das Herz-Qi und ist damit für Schreck-
Palpitationen indiziert. Schreck-Palpitationen bedeutet
entweder Palpitationen durch Schrecken oder
Palpitationen, die von Schrecken begleitet sind.

---

[30] *Sediere bei Panik, tonisiere bei Leere-Exaltiertheit /
Ängstlichkeit, nadele 5 fen tief, moxe nicht.*

52

Bei Wind im Auge, der die Augen brennen lässt

Wenn die Augen stark tränen

Nehme Dagukong (Ex-UE 5) und Xiaogukong (Ex-UE 6)
Moxe viel, um die Krankheit zu kurieren[31]

Ex-UE 5:
dorsale Seite des Daumens, Mitte der Querfalte

Ex-UE 6:
dorsale Seite des Mittelfingers,
Mitte der Querfalte, über dem proximalen
Interphalangealgelenk

---

[31] *Nadele nicht Dagukong (Ex-UE 5) und Xiaogukong (Ex- UE 6), moxe mit 7 Einheiten, blase das Moxakraut.*

53

Bei Brustschmerzen der stillenden Frau, die nur schwer zu lösen sind

Bei Blut-Wind-Schleim-Erbrechen, das so dick wie Klebstoff ist

Nadele Shaoze (Dü 1) wissend um Tonisierung und Sedierung

Dies wird einen sehr guten Effekt haben (Shen lässt das Qi wieder fließen)[32]

Dü 1, Shaoze, kleiner Sumpf
Jing-Brunnen-Punkt, Metall-Punkt
Wirkung:
fördert die Laktation und unterstützt die Brüste
beseitigt Hitze und unterstützt die Sinnesöffnungen
Indikation:
Brustschwellung, Mamma-Abszess, fehlende Laktation
fiebrige Erkrankung, Malaria, Husten
Erklärung: Dü 1 besitzt als Jing-Brunnen-Punkt der Yang-Leitbahn des Elements Feuer eine stark Hitze klärende Wirkung. Daher wird er bei Blutspucken, dickem Auswurf und Abszessen verwendet.
Hauptsächlich wird Dü 1 aufgrund seiner Wirkung auf die Brüste der Frau, bei Brust-Abszessen und Schwellungen der Brüste, sowie Störungen der Laktation, eingesetzt. Die Dünndarm-Hauptleitbahn zieht nach unten zum Zentrum des Brustkorbes zu Ren 17. In der Praxis werden Ren 17 und Dü 1 häufig kombiniert, um Störungen des Milchflusses zu behandeln.

---

[32] *Nadele flach unter der Haut, 3 fen nach hinten.*

54
Bei einem vollen Körper und Hitze, die aus Leere resultiert

Wenn der Patient stark schwitzt und dies seinen Körper stark schädigt

Nadele Bailao Tuigu (alternativer Name v. Du 14, Dazhui)

Die goldene Nadel wird die Krankheit kurieren

Du 14, Dazhui; großer Wirbel
altern. Name: Bailao Tuigu, Hundert Belastungen drücken auf die Knochen
Wirkung:
beseitigt Wind und stärkt die Oberfläche
tonisiert Mangelzustände
klärt Hitze
Indikation:
Leere-Schwitzen, nächtliches Schwitzen
Knochendampfen-Erkrankung
Erklärung: Du 14 behandelt Störungen des Schwitzens. Leere-Schwitzen entsteht entweder durch pathogenen Wind, der die Oberfläche angreift oder durch einen Mangel des Wei-Qi, das die Poren nicht geschlossen halten kann. Nächtliches Schwitzen und Knochen-dampfen-Erkrankungen sind durch Leere-Hitze, d.h. Yin-Schwäche verursacht. Dieses Schwitzen ist extrem schwächend, da das Yin zu schwach ist, um nachts das Yang zu beherbergen. Die Wirkung von Du 14 liegt hier darin, die Poren zu kontrollieren und Hitze auszuleiten und die Leere zu tonisieren.

55

Bei plötzlichem Husten mit Taillen- und Rückenschmerzen

Nadele Shenzhu (Du 12), das wird Erleichterung bringen

Du 12, Shenzhu, Säule des Körpers
Wirkung:
klärt Hitze aus Lunge und Herz
beruhigt Wind
Indikation: plötzlicher Husten mit Lumbalschmerz
Erklärung: Du 12 liegt auf der Höhe von Bl 13, dem Shu-Punkt der Lunge. Dies und der Leitbahnverlauf des Dumais erklären seine Wirksamkeit bei Hitze in der Lunge, die zu Husten, Dyspnoe, Fieber und Lumbalschmerzen führt.

56
Zhiyang (Du 9) kann eine Gelbe-Gallenblasen-Krankheit behandeln (Gelbsucht)

Tonisiere erst und sediere dann[33]

Du 9, Zhiyang, Erreichen des Yang
<u>Wirkung</u>:
behandelt Gelbsucht
stärkt die Milz, beseitigt Nässe
reguliert den Mittleren Erwärmer
<u>Indikation</u>: die fünf Arten von Gelbsucht
<u>Erklärung</u>: Du 9 ist in der Lage, Feuchtigkeit und feuchte Hitze auszuleiten und die Milz zu stärken. In der Praxis wird er bei Gelbsucht verwendet.

---

[33] *Steche flach unter der Haut 3 fen, moxe 14 Kegel.*

57

Bei Nierenversagen und Schwäche in den Lenden, mit häufigem Wasserlassen

Das nächtliche Aufstehen ist bitter und belastet den Geist

Nadele Mingmen (Du 4) und Shenshu (Bl 23) mit goldener Nadel

Brenne Moxa auf Shenshu (Bl 23) ab[34]

Du 4, Mingmen, Schicksalstor
<u>Wirkung</u>: tonisiert die Niere
<u>Indikation</u>: Lumbalschmerzen bei Nierenschwäche
<u>Erklärung</u>: Du 4 stärkt das Nieren-Yang. Nieren-Yang-Schwäche geht oft einher mit vermehrtem oder vermindertem Wasserlassen, Ausfluss und nächtlicher Samenerguss ohne erotische Träume.

Bl 23, Shenshu, Shu-Punkt der Nieren
<u>Wirkung</u>:
tonisiert die Nieren und stärkt das Yang
nährt das Nieren-Yin
stärkt das Nieren-Qi
stärkt die Lumbalregion
<u>Indikation</u>:
erschwertes Wasserlassen und häufiges Wasserlassen
<u>Erklärung</u>: Jede Art von Nierenschwäche kann mit Bl 23 behandelt werden. Nieren-Yang-Schwäche kann vermehrtes oder vermindertes Wasserlassen verursachen.

---

[34] *Moxe stark, sediere nicht.*

58

9 Arten von Hämorrhoiden verletzen den Menschen sehr stark

Chengshan (Bl 57) nadeln wird hier wie Magie wirken

Auch Changqiang (Du 1) ist so ein Punkt

Wenn er beim Drücken schmerzhaft ist, ist er für die Behandlung geeignet

Bl 57, Chengshan, Bergstütze
Wirkung: behandelt Hämorrhoiden
Indikation:
Hämorrhoiden, blutende Hämorrhoiden
geschwollene und schmerzhafte Hämorrhoiden
Erklärung: Die Sonderleitbahn der Blase zieht um die Analregion herum. Die 9 Arten von Hämorrhoiden beziehen sich allerdings nicht nur auf die Anusregion, sondern auf fleischige Wucherungen, die in jeder der neun Öffnungen auftreten (Augen, Nasenlöcher, Ohren, Mund, Anus und Harnröhre). Damit hat Bl 57 ein breiteres Wirkungsspektrum als im allgemeinen angenommen.

Du 1, Changqiang, lang und stark
Luo-Punkt
Wirkung: behandelt Hämorrhoiden
Indikation: Hämorrhoiden
Erklärung: Der Verlauf des Dumais zieht um den Anus. Du 1 ist deshalb ein wichtiger Lokalpunkt für die Behandlung von Hämorrhoiden.

59

Schädigender Wind der nicht gelöst wird, und immer wiederkehrenden Husten macht

Kann nur schwer behandelt werden

Bei Husten nadele Feishu (Bl 13)

Wenn viel Schleim dabei ist nadele Fenglong (Ma 40)[35]

Ma 40, Fenglong, reiche Wölbung
Luo-Punkt
Wirkung:
klärt Schleim aus den Lungen
lindert Husten und Keuchen
Indikation: Husten mit großen Mengen Schleim
Erklärung: Ma 40 ist der wichtigste Punkt um Schleim umzuwandeln. Traditionell wird er v.a. zur Behandlung von Schleimansammlung in Lunge, Herz, Hals und Kopf verwendet. Der Magen ist mit der Milz außen-innen gekoppelt, die Milz ist der Produzent des Schleims, der in der Lunge abgelagert wird. Wenn der Schleim nun das Lungen-Qi blockiert, sodass es nicht Körpersäfte absenken kann, kann dies zu Husten, Keuchen und Asthma mit großen Mengen an Auswurf führen.

Bl 13, Feishu, Shu-Punkt der Lunge
Wirkung:
tonisiert das Lungen-Qi
nährt das Lungen-Yin
senkt und verteilt das Lungen-Qi
Indikation: Husten, Dyspnoe, Asthma

---

[35] *Moxe beide Punkte.*

60

Gaohuang (Bl 43) rechts und links sind sehr wirkungsvolle Punkte

Woher das kommt, ist schwer zu erklären

Bei diesen Punkten ist das Nadeln verboten, verwende viel Moxa

21 Kegel sind nicht zu viel

Bl 43, Gaohuangshu, Zustimmungspunkt der Lebenszentren
<u>Wirkung</u>:
tonisiert und nährt Lunge, Herz, Nieren, Milz und Magen
beseitigt Schleim
<u>Indikation</u>: Husten, Asthma
<u>Erklärung</u>: Sunsimiao schrieb in „1000 Dukaten-Rezepte": „Es gibt keine Erkrankung, die Bl 43 nicht behandeln kann." Im gleichen Text schrieb er: „Er stoppt Schleim bei einer chronischen Erkrankung."

61
Wenn die Hautporen nicht verschlossen sind, entsteht häufiger Husten

Wo das Sekret klar aus der Nase läuft und das Qi schwer ist

Und der Patient niesen muß, nadele Fengmen (Bl 12)

Wenn Husten dabei ist, verwende viel Moxa[36]

Bl 12, Fengmen, Windtor
Wirkung:
kräftigt das Wei-Qi und die Oberfläche
verteilt und senkt das Lungen-Qi
leitet Wind aus
Indikation:
Husten
Empfindlichkeit gegen Wind und Kälte
wässriger Nasenausfluss
Erklärung: Äußerer Wind gelangt in den Körper, wenn das Wei-Qi blockiert oder geschwächt ist oder die Lunge ihre verteilende und absenkende Funktion nicht erfüllt oder die Taiyang-Schicht blockiert ist. Im Falle einer Lungen-Schädigung kommt es zu großen Mengen Nasenausfluss (durch Wind-Kälte) und Husten (Lunge kann nicht absenken).
Bl 12 zeigt durch seinen Namen „Windtor" an, dass er äußeren Wind ausleiten kann, darüber hinaus kräftigt er das Wei- und Lungen-Qi, was ihn auch für Behandlungen bei allergischem Schnupfen geeignet macht.

---

[36] *Nadele flach unter der Haut nach außen hin.*

62
Eine kalte Gallenblase und Angst-Schreck im Herzen

Nächtlicher Samenverlust, mit Samen der weiß und trübe ist, das ist schwer zu behandeln

Nächtliches Träumen von sexuellem Verkehr mit Dämonen behandele mit Xinshu (Bl 15)

Baihuanshu (Bl 30) nadeln behandelt diese Krankheit[37]

Bl 15, Xinshu, Shu-Punkt des Herzens
<u>Wirkung</u>:
tonisiert und nährt das Herz
reguliert das Herz-Qi
klärt Hitze-Feuer
<u>Indikation</u>:
Ängstlichkeit, Weinen durch Kummer,
schreckhaft und vorsichtig bei Herz-Schwäche
weißer trüber nächtlicher Samenerguss mit erotischen Träumen
<u>Erklärung</u>: Nach den Klassischen Texten schädigen die sieben Emotionen die jeweiligen Organe, aber alle lang anhaltenden Emotionen schädigen das Herz. Bl 15 wirkt als Shu-Punkt des Herzens auf alle Herz-Muster, sowohl Fülle (Hitze, Schleim) als auch Leere (Herz-Qi, Herz-Yin, Herz-Blut-Schwäche).
Nächtliche Samenergüsse werden nach Ergüssen ohne erotische Träume und mit erotischen Träumen unterschieden. Samenergüsse ohne Träume können bei Herz-Feuer, Herz- und Milz-Schwäche, Herz- und

---

[37] *Nimm auch Qihai (Ren 6), der unter dem Nabel liegt hinzu.*

Nieren-Schwäche, Minister-Feuer oder feuchter Hitze auftreten. In all diesen Fällen ist Bl 15 geeignet. Auch bei Samenergüssen mit erotischen Träumen, bei denen das Herz nicht geschädigt ist, ist Bl 15 indiziert.

Bl 30, Baihuanshu, Shu-Punkt des weißen Ringes
Wirkung: stoppt Leukorrhö und Samenerguss
Indikation: Samenerguss, Samenerguss mit Träumen
Erklärung: Bl 30 reguliert die Funktion des Urogenitalsystems und auch des Uterus. Er kann „mangelnde Schließfähigkeit" der Genitalien (nächtlicher Samenerguss, Ausfluss) stoppen.

63
Leber-Blut-Schwäche bewirkt unklare Sicht

Nadele Ganshu (Bl 18) und die Stärke kommt wieder

Sediere und bewege auch Sanli (Zusanli, Ma 36) stark

Dies macht die Augen klarer und das Blut der Augen fehlt nicht länger[38]

Bl 18, Ganshu, Shu-Punkt der Leber
<u>Wirkung</u>:
reguliert und nährt das Leber-Blut
unterstützt die Augen und Sehnen
<u>Indikation</u>: verschwommenes Sehen
<u>Erklärung</u>: Das Lingshu sagt: „Das Leber-Qi öffnet sich in den Augen. Ist die Leber in Harmonie, können die Augen die fünf Farben unterscheiden." Bl 18 ist in der Lage, das Leber-Blut zu tonisieren und ist für alle Krankheiten der Augen, die auf Leber-Muster zurückzuführen sind, indiziert.

Ma 36, Zusanli, 3 Li des Fußes
He-Meer-Punkt, Erde-Punkt
<u>Wirkung</u>: tonisiert Qi und nährt Blut und Yin
<u>Indikation</u>: verschwommenes Sehen
<u>Erklärung</u>: Ma 36 bewegend und sedierend genadelt ist in der Lage, Blut-Stagnationen zu lösen. Dadurch kommt das Blut wieder in gleichmäßigen Fluss und kann die Augen besser nähren.

---

[38] *Tonisiere stark, sediere wenig, moxe.*

64

Krankheiten der Milz bewirken viele Symptome

Magenprobleme und Erbrechen

Gelbe Gallenblase; nadele dann Wangu [Dü 4)

Und nadele Zhongwan (Ren 12) mit goldener Nadel

Dü 4, Wangu, Handgelenksknochen
Yuan-Punkt
Wirkung: klärt feuchte Hitze und behandelt Gelbsucht
Indikation: Gelbsucht, Krankheiten der Milz
Erklärung: Der Punkt behandelt empirisch Gelbsucht; sowohl durch feuchte Hitze verursacht als auch durch Kälte. Diese Wirkungsweise kann nicht mit Leitbahnverlauf oder Funktionen des Dünndarms erklärt werden.

Ren 12, Zhongwan, Mitte des Epigastriums
Mu-Punkt des Magen
Wirkung:
harmonisiert den Mittleren Erwärmer
senkt rebellierendes Qi ab
tonisiert den Magen und stärkt die Milz
Indikation:
Erkrankungen des Magens und der Milz
tumultartige Erkrankungen
Erklärung: Ren 12 ist der Mu-Punkt des Magens und der Einflusspunkt der Fu. Er ist für sämtlicher Erkrankungen des Magens und der Milz indiziert. Traditionell wird Gelbsucht als eine Erkrankung der Milz betrachtet und Ren 12 wird im „Klassiker des Jadedrachen" kombiniert mit Ma 36 für die Behandlung von Gelbsucht mit Schwäche der vier Extremitäten empfohlen.

65

Wenn der Patient nicht schwitzt und Kälte eingedrungen ist, sediere Fuliu (Ni 7)

Wenn er stark schwitzt, tonisiere Hegu (Di 4)

Wenn die 6 Pulse sehr dünn und schwach sind

Wird die goldene Nadel den Puls stärken helfen[39]

Ni 7, Fuliu, Wiederkehr des Fließens
Jing-Fluss-Punkt, Metall-Punkt
Wirkung: reguliert das Schwitzen
Indikation: Fieber mit Schweißlosigkeit
Erklärung: Ni7 behandelt sowohl übermäßiges Schwitzen wie Nachtschweiße, spontane Schweiße, anhaltendes Schwitzen als auch Schweißlosigkeit. Die Hauptwirkung von Ni 7 ist die Tonisierung des Nieren-Yangs und damit die Regulierung der Flüssigkeiten und Kräftigung des Pulses, Ni 7 wirkt jedoch wegen seiner Fähigkeit, das Öffnen und Schließen der Poren zu kontrollieren, auch auf übermäßiges Schwitzen bei Nieren-Yin-Schwäche.

Di 4, Hegu, Talverbindung
Yuan-Punkt
Wirkung: reguliert das Wei-Qi und das Schwitzen
Indikation: reichliches Schwitzen, Schweißlosigkeit
Erklärung: Durch die Fähigkeit von Di 4, das Wei-Qi zu regulieren, kann er sowohl bei schädigendem Schwitzen als auch bei Schweißlosigkeit eingesetzt werden. In beiden Fällen wirkt er auf die Hautporen und öffnet oder schließt sie nach Bedarf.

---

[39] *Nadele Fuliu (Ni 7) 3 fen tief, unter der Haut in Richtung Knochen 1 cun.*

66
Wenn bei einem Patient die Verstopfung sehr stark ist

Nadele Zhaohai (Ni 6) in der Mitte des Fußes

Nimm auch Zhigou (Sj 6) sedierend und bewegend hinzu

Dies sind die Punkte, die auf den Geist wirken

Ni 6, Zhaohai, leuchtendes Meer
Öffnungspunkt des Yinqiaomai
Wirkung:
beruhigt den Geist
reguliert den Unteren Erwärmer
Indikation:
Obstipation, Spannung/Völlegefühl im Thorax /Abdomen
Erklärung: Ni 6 wird hauptsächlich bei Obstipation durch Yin-Leere und Austrocknung der Körperflüssigkeiten verwendet. Klassisch wurde er jedoch bei jeglicher Form von Verstopfung empfohlen. Der Hinweis auf den Geist (Shen) im Jadedrachen könnte anzeigen, wie emotionale Probleme, die Verstopfung und Qi-Stagnation allgemein verursachen, durch Ni 6 gelöst werden können.
Die Shen regulierende Funktion von Ni 6 ist in seinem Namen „leuchtendes Meer" zu erkennen. Er behandelt eine unterbrochene Herz-Nieren-Kommunikation, weil er als Öffner des Yinqiaomais direkt mit dem Herzen verbunden ist und weil die Nieren-Hauptleitbahn in das Herz eindringt.

Sj 6, Zhigou, Wassergraben-Abzweig
Jing-Fluss-Punkt, Feuer-Punkt
Wirkung: reguliert den Stuhlgang
Indikation: Obstipation

67
Wenn der Patient sich voll in den Därmen fühlt und das Qi in Richtung Herz drückt

Dann nadele zuerst die beiden Neiting (Ma 44)

Ma 44, Neiting, innerer Hof
Yng-Quell-Punkt, Wasser-Punkt
<u>Wirkung</u>:
harmonisiert die Därme und klärt feuchte Hitze
besänftigt den Geist
<u>Indikation</u>:
abdominelle Schmerzen
Blähungen des Unterbauchs
Borborygmus
<u>Erklärung</u>: Nach dem Nanjing sind die Ying-Quell-Punkte bei Hitze im Körper indiziert. Ma 44 klärt zudem feuchte Hitze und harmonisiert die Därme.

68

Wenn die Füße nass von Schweiß sind, sediere Linqi (Zulinqi, Gb 41)

So wird die Nässe völlig verschwinden und die Krankheit geheilt[40]

Gb 41, Zulinqi, fließende Tränen des Fußes
Shu-Bach-Punkt, Holz-Punkt
Öfnnungspunkt des Daimai
<u>Wirkung</u>: reguliert Flüssigkeiten
<u>Indikation</u>: alle Fußerkrankungen
<u>Erklärung</u>: Gb 41 wird häufig als Fernpunkt verwendet, um Flüssigkeiten im Auge zu regulieren. Jadedrachen verwendet ihn hier für schweißnasse Füsse, eine Indikation, die eher ungewöhnlich ist, jedoch verständlich bei einem Punkt, der alle Erkrankungen des Fußes behandelt und der „fließende Tränen des Fußes" heißt.

---

[40] *Verteile etwas Öl im Gebiet der Punkte, aber nicht dort, wo du einstichst.*

69

Bei den 7 Arten der Shan-Qi-Erkrankung nimm Dadun (Le 1)

Dein Fingerspitzengefühl zeigt dir, wie du nadeln mußt

Wie behandelt man Shan-Qi-Erkrankungen?

Guanyuan (Ren 4) und Daimai (Gb 26) behandeln sie

Der Grund für diesen Punkt ist seine Erwähnung in Sanmao

Wenn dich dies nicht ein erfahrener Lehrer lehrt, ist es wie über 10.000 Berge klettern

Le 1, Dadun, großes Dickes
Jing-Brunnen-Punkt, Holz-Punkt
<u>Wirkung</u>:
behandelt Shan-Erkrankungen
lindert Schmerzen
<u>Indikation</u>: die sieben Arten der Shan-Erkrankungen
<u>Erklärung</u>: Shan-Erkrankungen sind eine Kategorie, zu der Hernien-, Genitalschwellung und –schmerzen und schwere Schmerzen des Unterbauchs gehören. Die häufigsten Muster sind durch Qi-Stagnation, Kälte in der Leber-Leitbahn, feuchte Hitze, und traumatische Schädigung verursacht. Le 1 behandelt als Jing-Brunnen-Punkt die Leber-Leitbahn, die die Genitalien umläuft. Er ist ein wichtiger Punkt, um das Qi im Genitalbereich zu regulieren und behandelt jede Form von Shan-Erkrankung. Als Jing-Brunnen-Punkt ist er außerdem besonders bei akuten, sehr schmerzhaften Mustern indiziert.

Ren 4, Guanyuan, Tor des Yuan-Qi
Mu-Punkt des Dünndarms
<u>Wirkung</u>:
stärkt das Yuan-Qi und unterstützt die Essenzen
<u>Indikation</u>:
Kälte-Qi, das ins untere Abdomen eindring- und zu
Schmerzen führt
Shan-Erkrankungen
<u>Erklärung</u>: Wenn Kälte das Untere Abdomen angreift,
insbesondere die Leber-Leitbahn, speziell wenn darüber
hinaus ein Yang-Mangel vorliegt, können starke
bohrende Schmerzen im Abdomen mit Ausstrahlung in
die Genitalien entstehen. Daraus kann sich eine plötzliche
Shan-Erkrankung entwickeln. Diese Symptome werden
in der Regel einer Dünndarm-Störung (Dünndarm-Qi-
Schmerzen) zugeschrieben und Ren 4 behandelt diese
Störung. Die Fähigkeit von Ren 4 diese Dünndarm-
Störung zu behandeln, hat dazu geführt, ihn als Mu-Punkt
des Dünndarms zu bezeichnen.

Gb 26, Daimai, Gürtelgefäß
<u>Wirkung</u>:
reguliert den Daimai
leitet Feuchtigkeit aus
aktiviert die Leitbahn und lindert Schmerzen
<u>Indikation</u>: Shan-Erkrankungen
<u>Erklärung</u>: Gb 26 ist als Lokalpunkt in der Lage, Qi-
Stagnation, die aus einer Leber-Störung entsteht aufzu-
lösen und Feuchtigkeit aus dem Gebiet des Daimais
auszuleiten. Er behandelt daher auch Shan-Erkrankungen.
Allerdings wird er häufiger bei Leukorrhö, Menstru-
ationsbeschwerden und anderen Frauenerkrankungen verwendet.

70

Shilaobing ist sehr schwer zu behandeln
(eine Krankheit, die den Menschen sich wie eine Leiche
verhalten lässt / Katatonie)

**Mit der blutigen Nadelung von Yongquan (Ni 1) kann
die Gefahr abgewendet werden**

**Wenn der Patient viel Schleim hat, sediere Fenglong
(Ma 40)**

Das Qi wird ins Dantian geleitet

Bei sehr starkem Schmerz im ganzen Körper

**Sollte das schmerzhafte Gebiet genau untersucht
werden**

**Wennn dort Sehnen oder Knochen sind, sollte man
oberflächlich stechen
(in die Kuhlen daneben)**

**Und man sollte sich gut überlegen, ob man Moxa
benutzt
(wenn der Punkt nicht genau bezeichnet ist, ist der
schmerzhafte Punkt der Punkt)**

Ma 40, Fenglong, reiche Wölbung
Luo-Punkt
Wirkung:
klärt Schleim aus dem Herzen und beruhigt den Geist
Indikation: Manie-Depression, Indolenz
Erklärung: Ma 40 ist der wichtigste Punkt um Schleim
umzuwandeln. Traditionell wird er v.a. zur Behandlung
von Schleimansammlung in Lunge, Herz, Hals und Kopf

verwendet. Traditionell wird zwischen Kuang (Feuer-Schleim im Herzen) und Dian (Schleim verstopft die Herzöffnungen) bei der Schleimpathologie des Herzens unterschieden. Kuang bezeichnet ein manisches Verhalten, verrücktes Lachen, Steigen auf Stühle und sich entkleiden. Der Yang-Aspekt überwiegt bei diesem Krankheitsbild. Dagegen ist Dian von Verwirrung, mentaler Agonie bis zum Stupor gekennzeichnet. Jadedrachen beschreibt das Krankheitsbild von Dian, der Patient verhält sich wie eine Leiche.

Ni 1, Yongquan, sprudelnde Quelle
Jing-Brunnen-Punkt, Holz-Punkt
<u>Wirkung</u>:
beruhigt den Geist
stellt das Bewusstsein wieder her
<u>Indikation</u>: Bewusstlosigkeit, Verrücktsein
<u>Erklärung</u>: Als Jing-Brunnen-Punkt wirkt Ni 1 bei Bewusstlosigkeit, außerdem harmonisiert er Herz und Nieren und wirkt so auf eine Vielzahl psychischer Störungen. Jadedrachen empfiehlt eine blutige Nadelung, um Hitze auszuleiten und den Geist damit zu regulieren.

71
Laogong (Pe 8) ist in der Mitte der Hand und wirksam

Bei einem Geschwür in der Hand

Pe 8, Laogong, Palast der schweren Arbeit
Ying-Quell-Punkt, Feuer-Punkt
<u>Wirkung</u>: klärt die Ying-Schicht und kühlt das Blut
<u>Indikation</u>: schmerzhaftes Stauungssyndrom der Hand

72

Wenn die Krankheit im Herz oder in der Brust ist, sediere Daling (Pe 7)

Auch wenn das Qi im Bauch oder der Brust (in Fülle) ist, nadele so.

Pe 7, Daling, großer Hügel
Shu-Bach-Punkt, Erde-Punkt
Yuan-Punkt
Wirkung:
befreit den Brustkorb
harmonisiert den Magen und die Eingeweide
Indikation:
Völlegefühl im Brustkorb
Schmerzen des Brustkorbes
Magenschmerzen
Erklärung: Perikard ist mit Leber in der Jueyin-Schicht verbunden. Aus einer Leber-Qi-Stagnation kann Feuer werden, das nach oben steigt und das Herz angreift. Oder es entwickelt sich ein Magen-Feuer, wenn das Feuer den Magen angreift. In all diesen Fällen wirkt Pe 7, auch weil die Hauptleitbahn des Perikards bis ins Abdomen zieht.
Aufgrund des Verlaufes der Perikard-Haupt und Tendino-Muskulären-Leitbahn im Thorax kann er auch bei Völlegefühl oder Schmerzen im Brustkorb und anderen Thorax-Problemen verwendet werden.

73
Asthma ist eine sehr schlimme Krankheit

Der Patient kann nachts nicht schlafen und ist unruhig

Es ist einfach, hierfür Tiantu (Ren 22) zu finden

Und wenn du Moxa auf Tanzhong (Ren 17) abbrennst, wird der Patient Erleichterung finden

Ren 22, Tiantu, Himmels-Vorsprung
Wirkung:
senkt rebellierendes Qi ab
erleichtert Husten und Stöhnen
Indikation:
rasselndes Geräusch im Hals
Akkumulation mit Schleim im Hals
Erklärung: Ren 22 liegt im Bereich der organischen Lunge und wurde von vielen Klassikern als wichtiger Punkt betrachtet, um Lungenerkrankungen zu behandeln. Wie andere Punkte im oberen Teil des Thorax behandelt Ren 22 Fülle-Muster der Lunge mit rebellierenden Lungen-Qi wie Asthma, Husten, Dyspnoe, Lungen-Abszesse und blutiges Husten.

Ren 17, Shanzhong, Mitte des Brustkorbes
Mu-Punkt des Perikards
Einflusspunkt des Qi
Wirkung:
reguliert Qi und befreit den Brustkorb
senkt eine Rebellion der Lunge und des Magens
Indikation:
Kurzatmigkeit mit rebellierendem Qi
Dyspnoe, Asthma

74

Jiuwei (Ren 15) ist sehr effektiv bei Epilepsie

Bei diesem Punkt musst du sehr vorsichtig sein

Wenn du Moxa verwendest, so nimm 7 Kegel

Mehr Moxa schadet dem Patienten[41]

Ren 15, Jiuwei, Taubenschwanz
<u>Wirkung</u>: reguliert das Herz und beruhigt den Geist
<u>Indikation</u>: die fünf Arten der Epilepsie
<u>Erklärung</u>: Die Warnung vor einer Nadelung durch einen unerfahrenen Therapeuten bezieht sich auf die Gefahr, durch eine tiefe Nadelung das Herz oder den linken Leberlappen zu verletzen, sollten die Organe vergrößert sein.
Ren 15 ist wie auch Ren 14 in der Lage Schleim im Herzen, der Epilepsie verursacht, zu behandeln.

---

[41] *Wenn du kein erfahrener Therapeut bist, nadele diesen Punkt nicht.*

75
Wenn man durch Dyspnoe gequält wird, dass man keinen Schlaf findet

Und man Tag und Nacht bittere Gefühle hat

Bringt es Erleichterung, Xuangji (Ren 21) zu bewegen und zu sedieren

Nimm auch Qihai (Ren 6) dazu, um Beruhigung zu finden[42]

Ren 21, Xuangji, Jadeperle
Wirkung: befreit den Brustkorb und senkt das Lungen-Qi
Indikation: Husten, rebellierendes Qi, Dyspnoe
Erklärung: Ren 21 ist ein wichtiger Lokalpunkt um rebellierendes Lungen-Qi mit Symptomen wie Dyspnoe, Husten und Stöhnen, abzusenken.

Ren 6, Qihai, Meer des Qi
Wirkung: tonisiert das Qi
Indikation: Dyspnoe
Erklärung: Ren 6 aktiviert das Vorhimmels-Qi, das in den Nieren gespeichert wird. Bei der Atmung kontrolliert die Niere die Einatmung und die Lunge die Ausatmung. Indem Ren 6 die Fähigkeit der Niere zu korrekter Einatmung tonisiert, behandelt er akute Dyspnoe, wenn er in Kombination mit Punkten, die rebellierendes Lungen-Qi behandeln, gestochen wird.

---

[42] *Qihai erst tonisieren, dann sedieren.*

76

Bei übermächtigem Nieren-Qi, das so nach oben drückt

Dass der Patient meint, sterben zu müssen

Nadele Guanyuan (Ren 4) und Dadun (Le 1)

Diese Methode ist die ursrpünglich wahre

Ren 4, Guanyuan, Tor des Yuan-Qi
Mu-Punkt des Dünndarms
<u>Wirkung</u>: tonisiert und stärkt die Nieren
<u>Indikation</u>: rennendes Ferkel-Qi
<u>Wirkung</u>: Rennendes Ferkel-Qi kann aus einem Nieren-Yang-Mangel mit eindringender Kälte entstehen, so dass eine Ansammlung von Kälte im Unteren Erwärmer das Qi nach oben drückt. Das Qi stürmt hierbei aus dem unteren Abdomen mit solcher Heftigkeit zum Hals, dass der Patient meint, sterben zu müssen.

Le 1, Dadun, großes Dickes
Jing-Brunnen-Punkt, Holz-Punkt
<u>Wirkung</u>: reguliert das Leber-Qi
<u>Indikation</u>: Qi, das nach oben drückt
<u>Erklärung</u>: Rennendes Ferkel-Qi kann außer durch Kälte-Akkumulation im Unteren Erwärmer auch durch Leber-Qi-Stagnation, die sich in Hitze umwandelt, hervorgerufen werden. In beiden Fällten werden plötzlich große Mengen Qi freigesetzt, die durch den Chongmai nach oben „rennen" und große Agitiertheit und Angst verursachen. Le 1 wirkt aufgrund seiner Leber-Qi regulierenden Funktion bei diesem Krankheitsbild.

77
Wasser-Krankheiten sind schwer zu ertragen

Der Bauch ist in Völle, kraftlos und aufgebläht und kann nicht gelöst werden

Moxe erst Shuifen (Ren 9) und Shuidao (Ma 28)

Nadele dann Sanli (Zusanli, Ma 36) und Yinjiao (Sanyinjiao, Mi 6)

Ma 28, Shuidao, Wasserweg
Wirkung:
reguliert den Unteren Erwärmer
beseitigt Stagnationen
Indikation: Blähung und Völle im Unterbauch
Erklärung: Ma 28 ist indiziert, wenn eine Fülle von pathogenen Faktoren, die Qi-umwandelnde Funktion der Blase blockiert und damit zum Urinverhalten führt. Insgesamt ist er fast ausschließlich bei Fülle-Mustern angezeigt.

Ren 9, Shuifen, Wassertrennung
Wirkung:
reguliert die Wasserwege und behandelt Ödeme
harmonisiert die Eingeweide und beseitigt Akkumulation
Indikation:
Schwäche und Druckgefühl der Eingeweide und des Magens
geschwollenes Abdomen, Verhärtung wie eine Trommel
Erklärung: Der Name Wassertrennung zeigt an, dass die Flüssigkeitsverteilung von Ma 28 beherrscht wird. Ebenso wirkt der Punkt lösend auf ein trommelartig angeschwollenes Abdomen, da er Wasser, Qi und Nahrung löst und für gleichmäßige Zirkulation sorgt.

Ma 36, Zusanli, 3 Li des Fußes
He-Meer-Punkt, Erde-Punkt
Wirkung:
harmonisiert den Magen
kräftigt Milz und löst Feuchtigkeit auf
Indikation:
Aufblähung und Schmerzen des Abdomen
Unterbauchschwellung und Schmerzen mit Urinverhalten
Ödeme
Erklärung: Ma 36 ist der Kommandopunkt für das
Abdomen nach Gao Wu. Aufgrund seiner tonisierenden
Wirkung auf die Funktion der Milz ist er bei geschwol-
lenem Abdomen mit Urinverhalten indiziert.

Mi 6, Sanyinjiao, Kreuzungspunkt der drei Yin
Wirkung:
tonisiert Milz und Magen
beseitigt Feuchtigkeit
harmonisiert den Unteren Erwärmer
reguliert das Wasserlassen
Indikation:
Ödeme
abdominelle Blähungen
erschwertes Wasserlassen
Erklärung: Mi 6 tonisiert die Flüssigkeitstransformation
durch die Milz. Die Mehrzahl von urologischen
Erkrankungen ist durch Ansammlung von feuchter Hitze,
Kälte-Feuchtigkeit, Nieren-Schwäche, Leber-Qi-Stagnation, und Leber-Feuer verursacht. Mi 6 wirkt auf alle
diese Syndrome und ist daher für Harnverhalten und
erschwertes Wasserlassen indiziert.

78

Bei Nieren-Qi, das auf das Herz drückt

Bringt die goldene Nadel Heilung

Und Leute in aller Welt werden dein Können erkennen

Nadele Guanyuan (Ren 4) und Daimai (Gb 26)

Ren 4, Guanyuan, Tor des Yuan
<u>Wirkung</u>:
tonisiert und nährt die Nieren
stärkt das Yuan-Qi und unterstützt das Jing
<u>Indikation</u>:
Rennendes Ferkel-Qi, das zum Herzen aufsteigt
<u>Erklärung</u>: Ren 4 behandelt nach oben „rennendes" Qi, insbesondere wenn eine aus einer Nieren-Yang-Schwäche resultierende eingedrungene Kälte das Qi nach oben drückt.

Gb 26, Daimai, Gürtelgefäß
<u>Wirkung</u>: löst Qi-Stagnationen
<u>Indikation</u>: Schmerzen im Unteren Erwärmer
<u>Erklärung</u>: Gb 26 ist ein Lokalpunkt, der Qi-Stagnation, die aus einer Holz-Störung resultieren behandelt. Da das rennende Ferkel-Qi auch durch Hitze aus einer Leber-Qi-Stagnation verursacht werden kann, behandelt Gb 26 dieses Krankheitsbild.

79
Wenn eine Frau roten oder weißen Ausfluss hat

Dann kommt dieser aus einer Leere

Tonisiere Zhongji (Ren 3) viel, sediere wenig

Entscheide sorgfältig, ob du Moxa benutzt[43]

Ren 3, Zhongji, Zentrum der Extreme
Mu-Punkt der Blase
<u>Wirkung</u>:
leitet Feuchtigkeit aus und behandelt Ausfluss der Frau
<u>Indikation</u>: roter und weißer Ausfluss
<u>Erklärung</u>: Ausfluss ist eine Ansammlung von
Feuchtigkeit oder feuchter Hitze. „Roter" bzw. gelber
Ausfluss entsteht durch feuchte Hitze, weißer Ausfluss
durch Feuchtigkeit. Ren 3 behandelt aufgrund seiner Fä-
higkeit, feuchte Hitze und Feuchtigkeit auszuleiten beide
Formen von Ausfluss (Daixia).

---

[43] *Bei rotem Ausfluss: sediere, bei weißem: tonisiere.*

80
Bei bellendem Husten mit viel Schleim

Kann die goldene Nadel kurieren

Nadele Shufu (Ni 27) und Rugen (Ma 18)

Und der Schleim wird nach und nach verschwinden

Ma 18, Rugen, Wurzel der Brust
Wirkung:
öffnet den Thorax und hindert Husten und Keuchen
Indikation: Husten, Dyspnoe
Erklärung: Der Punkt wird bei Beklemmungsgefühl in der Brust infolge eines Leber-Qi-Staus genommen. Auch bei Husten und Asthma ist er indiziert.

Ni 27, Shufu, Herrenhaus des Transportpunktes
Wirkung:
wandelt Schleim um und lindert Husten und Keuchen
Indikation: Husten, chronischer Husten mit Schleim

81
Bei einer Krankheit durch ein Kälte-Pathogen

Nadele Qimen (Le 14) aufwärts

Le 14, Qimen, Tor des Zyklus
<u>Wirkung</u>: harmonisiert Leber und Magen
<u>Indikation</u>:
Verletzung durch Kälte, die zu Hitze führt und in die Blutkammer eindringt
<u>Erklärung</u>: Dieses Krankheitsbild beschreibt Eindringen von Kälte während der Menstruation oder nach der Entbindung. Wenn sich die Kälte in Hitze umwandelt kommt es zu Fieber und Frieren, Verhärtung und Völlegefühl im Abdomen, im Thorax, in der lateralen Rippenregion sowie zu nächtlicher gestörter Sprache bei klarem Bewusstsein tagsüber. Im Shanghanlun (Abhandlung über eindringende Kälte) wurde diese Erkrankung erstmalig erwähnt und die Nadelung von Le 14, sowie die Einnahme von Xiao Chai Hu Tang (Kleines Bupleurum Dekokt) empfohlen.

82
Bei plötzlichem Schluckauf

Nadele Sanli (Zusanli, Ma 36) mit Vorsicht[44]

Ma 36, Zusanli, 3 Li des Fußes
He-Meer-Punkt, Erde-Punkt
<u>Wirkung</u>: harmonisiert den Magen
<u>Indikation</u>: Schluckauf
<u>Erklärung</u>: Zusani kann nicht nur als 3 Li des Fußes übersetzt werden, mit der Bedeutung, dass eine Person in der Lage ist, so weit zu gehen, wenn man ihr Ma 36 gemoxt hat. Eine andere Übersetzung setzt „li" mit Korrektur gleich; Magen, Milz und Niere werden von Ma 36 in ihrem Zusammenspiel korrigiert bzw. harmonisiert. Dies erklärt die breite Anwendungspalette von Ma 36.
Rebellierendes Magen-Qi wird von Ma 36 ebenfalls behandelt, mit Symptomen wie Schluckauf, Übelkeit, Erbrechen, Aufstoßen und erschwerte Nahrungsaufnahme.

---

[44] *Tonisiere Qimen (Le 14) erst, sediere dann.*

83

Bei Durchfall der Milz schaue nicht weiter

Nadele Tianshu (Ma 25) rechts und links sehr genau

Dies ist eine Leere-Krankheit der 5 Zang und der Milz

Wenn du viel Moxa abbrennst, wird die Krankheit nicht schlimmer[45]

Ma 25, Tianshu, Himmelssäule
Mu-Punkt des Dickdarms
Wirkung: reguliert Milz und Magen
Indikation: Diarrhö, Milz-Diarrhö
Erklärung: Chronische Diarrhö kann Folge sein einer Milz- und Nieren-Schwäche oder einer hyperaktiven Leber, die die Milz angreift. Akute Diarrhö tritt durch Stauung von Kälte-Nässe, feuchter Hitze oder toxischer Hitze auf. Gleichgültig welche Ursache vorliegt, Ma 25 wirkt in jedem Fall harmonisierend. In der Praxis wird er heute oft bei bakteriellen Dysenterien verwendet.

---

[45] *Moxe viel und tonisiere viel.*

84
Mundgeruch ist sehr schlimm

Das Herz wird durch die bitteren Gefühle verletzt

Nadele Daling (Pe 7) und Renzhong (Du 26) sedierend

Und das Herz wird klar und das Qi kommt ins Gleichgewicht

Pe 7, Daling, großer Hügel
Shu-Bach-Punkt, Erde-Punkt
Yuan-Punkt
Wirkung:
klärt Hitze aus dem Herzen und beruhigt den Geist
harmonisiert den Magen und die Eingeweide
Indikation: fauliger Mundgeruch
Erklärung: Perikard ist mit Sanjiao innen-außen gekoppelt und die Perikardhaupt- und –sonderleitbahn ziehen beide in den Mittleren und Unteren Erwärmer. Pe 7 wird daher wie andere Punkte des Perikards zur Behandlung von Magen-Störungen verwendet, insbesondere, wenn Magen-Feuer rebellierendes Qi verursacht mit Symptomen wie Mungeruch, Erbrechen und epigastrische Schmerzen.
Bemerkenswert ist, dass Jadedrachen explizit die Verletzung des Herzens und die bitteren Gefühle bei Mundgeruch erwähnt. Magen-Feuer kann auch Herz-Feuer verursachen. Umgekehrt kann Mundgeruch dazu führen, dass ein Mensch „bitteres essen" muss (chinesischer Ausdruck) in Form von Ablehnung durch andere Menschen. In der modernen Praxis wird Pe 7 auch bei Partnerschaftskonflikten und –trennungen verwendet, außerdem ist er klassisch indiziert bei Herz-Feuer.

Du 26, Renzhong, Mitte des Menschen

<u>Wirkung</u>: beruhigt den Geist

<u>Indikation</u>: Manie-Depression

<u>Erklärung</u>: Der Name „Mitte des Menschen" gibt einen Hinweis auf die ausgleichende Wirkung auf das Bewusstsein und die Harmonie von Yin und Yang, die Du 26 zugeschrieben wird. Er ist indiziert bei Bewusstseinsstörungen und Herz-Feuer mit Symptomen wie Manie-Depression, Epilepsie und inadäquates Lachen und Weinen. Durch seine Herz-Feuer klärende Wirkung behandelt er das verletzte Herz, das bei stark ausgeprägtem fauligen Mundgeruch nach Jadedrachen immer mitbeteiligt ist.

Die Tiefe der Punktemethode hängt von deinen
Fingerspitzen ab

Sofort nach der Behandlung erscheint die
wunderbare Wirkung

**Wenn du die verschiedensten Krankheiten behandeln
willst**

Erinnere dich an das Lied des Jadedrachen

Literaturverzeichnis

Deadman, Peter et. al.: Großes Handbuch der Akupunktur, Kötzing 2000

Focks, C. / Hillenbrand, N.: Leitfaden Traditionelle Chinesische Medizin, Schwerpunkt Akupunktur, München 2001

Lorenzen, Udo / Noll, Andreas: Die Wandlungsphasen der traditionellen chinesischen Medizin, Wandlungsphase Feuer, München 1998

Lorenzen, Udo / Noll, Andreas: Die Wandlungsphasen der traditionellen chinesischen Medizin, Wandlungsphase Erde, München 1996

Lorenzen, Udo / Noll, Andreas: Die Wandlungsphasen der traditionellen chinesischen Medizin, Wandlungsphase Metall, München 1994

Lorenzen, Udo / Noll, Andreas: Die Wandlungsphasen der traditionellen chinesischen Medizin, Wandlungsphase Holz, München 1992

Maciocia, Giovanni: Die Grundlagen der Chinesischen Medizin, Kötzing 1997

Nielsen, Arya: Gua Sha – eine traditionelle Technik für die moderne Medizin, Kötzing 2000

Platsch, Klaus Dieter: Psychosomatik in der Chinesischen Medizin, München 2000

Schmidt, Wolfgang G. A.: Der Gelbe Kaiser zur Inneren Medizin, CD des Bacopa-Verlags, 2001

Chinesische moderne Literatur

Kollektiv verschiedener Universitäten für Chinesische Medizin: Zhenjiu xue (Akupunktur und Moxibustion) , Beijing 1988

Chinesische klassische Literatur

Wang Guorui: Yulongge (Lied des Jadedrachen), 1329

Indikationen
(alphabetisch und nach Versen geordnet)

Vers	Indikation
	A
60	alle Erkrankungen
67	Abdomen, Völlegefühl
77	Abdomen, Völle, Blähung
35	Abdominalschmerzen, durch Qi-Blockade
36	Abdominalschmerzen, starke
76	Angst, Beklemmung, Atemnot
5	Angst, schreckhaft, unruhig, bei Kindern
62	Angst-Schreck des Herzens, kalte Gallenblase
29	Arm-Schmerzen, Brust wird von Qi attackiert
30	Arm-Schmerzen, durch eingedrungenen Wind
42	Arme, rot geschwollen
43	Apoplex, innerer Wind
75	Atemnot
14	Augenbrauen, Schmerzen zwischen den Augenbrauen
15	Augen rot, geschwollen und schmerzhaft
15	Auge, lichtempfindlich bei beunruhigtem Herz

B

	D
67	Darm-Völlegefühl, Herz-Beklemmungen
50	Debilität, unangemessenes Verhalten, Beleidigungen
83	Durchfall (Milz)
75	Dyspnoe
	E
31	Ellenbogen, Schmerzen, Bewegungseinschränkung
44	Entscheidungsfähigkeit, mangelnde
74	Epilepsie
53	Erbrechen, durch Blut-Wind-Schleim
64	Erbrechen, Milzerkrankung
4	Erbrechen, bei Kopf-Wind
	F
72	Fülle, in Brust oder Bauch
25	Fuß, Schmerzen im Fußrücken
24	Fuß, Schmerzen, rot, geschwollen, Strohschuh-Wind
26	Fuß-Schmerzen, mit Unfähigkeit

33	Hand-Sehnenkontraktion, Schwierigkeiten die Hand zu öffnen
48	Hauterkrankungen, Flecken
78	Herz, Beklemmung
72	Herzerkrankung, Fülle des Qi in Bauch und Brust
39	Herz- / Milz-Schmerzen
44	Herz-Schwäche mit kalter Gallenblase
54	Hitze, durch Leere-Hitze
18	Hüfte, Schmerzen
30	Hüfte, Schmerzen
19	Hüfte schmerzt durch schwache Niere, merkwürdiges Verhalten
49	Husten, mit kaltem Auswurf
80	Husten, mit viel Schleim, bellend
59	Husten mit viel Schleim, durch Wind, wiederkehrend
61	Husten, Niesen, klares Sekret aus der Nase
55	Husten, plötzlich mit Taillen- und Rücken-Schmerz

	L
9	Lähmung von Mund und Auge links / rechts
	M
47	Magenprobleme mit Erbrechen
64	Magenprobleme, Erbrechen, Gelbsucht
45	Malaria
64	Milzerkrankungen
38	Milz-Krankheiten
83	Milz, Leere
39	Milz, 9 Arten von Schmerzen
9	Mund / Auge schief, Lähmung
84	Mundgeruch
41	Mundgeschmack bitter, trockene Zunge
	N
12	Nacken, Flecken im Nacken
6	Nacken, Schmerzen, Steifheit, Schwierigkeiten den Kopf zu drehen
3	Nasensekret klar
61	Nasensekret klar und Husten
10	Nase, Verlust des Geruchssinnes

73	Schlaf, unruhig, gestört
70	Schleim, viel
82	Schluckauf
70	Schmerzen, im ganzen Körper
32	Schmerzen, Schulter, rot, geschwollen
11	Schmerzen, schwer zu beschreiben und taub
14	Schmerzen, zwischen den Augenbrauen
65	Schweißlosigkeit, Kälte-Pathogen
54	Schwitzen bei Leere-Hitze
68	Schwitzen, der Füße
32	Schulter, Schmerzen an Außenseite
14	Sehen, Sichteinschränkung
63	Sehen, unklare Sicht
4	Sehen, Verlust von klarem S. bei Kopf-Wind
69	Shan-Qi-Erkrankung
1	Stehen, aufrechtes
53	Still-, Brust-Schmerzen
13	Stummheit
	T
26	Taille, unfähig zu drehen
11	Taubheit durch blockiertes Qi

	Z
46	**Zahnschmerzen, starke**
6	**Zahnschmerzen / Unfähigkeit den Kopf zu wenden**
83	**Zang, Leere der fünf Zang**
41	**Zunge, trockene Zunge**

Punkte nach Leitbahnen mit Versen

Akupunkturpunkte	Vers
Lu 5 Chize	31 / 33
Lu 7 Lieque	49
Lu 9 Taiyuan	49
Di 2 Erjian	46
Di 4 Hegu	8 / 34 / 65
Di 11 Quchi	1 / 31
Di 20 Yingxiang	10 / 17
Ma 4 Dicang	9
Ma 6 Jiache	9
Ma 8 Touwei	14
Ma 18 Rugen	80
Ma 25 Tianshu	83
Ma 28 Shuidao	77
Ma 33 Yinshi	21
Ma 36 Zusanli	23 / 26 / 63 77 / 82
Ma 40 Fenglong	59 / 70
Ma 41 Jiexi	25

Ma 44 Neiting	67
Mi 5 Shangqiu	25
Mi 6 Sanyinjiao	23 / 77
Mi 9 Yinlingquan	27
He 5 Tongli	51
He 7 Shenmen	50
He 9 Shaochong	44 / 47
Dü 1 Shaoze	53
Dü 3 Houxi	45
Dü 4 Wangu	28 / 64
Bl 1 Jingming	15
Bl 2 Zanzhu	14
Bl 12 Fengmen	61
Bl 13 Feishu	59
Bl 15 Xinshu	62
Bl 18 Ganshu	63
Bl 23 Shenshu	19 / 57
Bl 30 Baihuanshu	62

Bl 40	**Weizhong**	18 / 20
Bl 43	**Gaohuang**	60
Bl 57	**Chengshan**	58
Bl 60	**Kunlun**	24
Bl 62	**Shenmai**	24
Ni 1	**Yongquan**	70
Ni 3	**Taixi**	24
Ni 6	**Zhaohai**	66
Ni 7	**Fuliu**	65
Ni 27	**Shufu**	80
Pe 5	**Jianshi**	38
Pe 6	**Neiguan, Yinwei**	35
Pe 7	**Daling**	36 / 72 / 84
Pe 8	**Laogong**	71
Pe 9	**Zhongchong**	43
Sj 1	**Guanchong**	41
Sj 2	**Yemen**	42
Sj 3	**Zhongzhu**	42
Sj 5	**Waiguan**	36

Sj 6 Zhigou	37 / 66
Sj 10 Tianjing	48
Sj 14 Jianliao	32
Sj 17 Yifeng	11
Sj 23 Sizhu, Sizhukong	7
Gb 2 Tinghui	12
Gb 8 Shuaigu	7
Gb 20 Fengchi	1 / 8
Gb 21 Jianjing	29
Gb 26 Daimai	69 / 78
Gb 27 Wushu	30
Gb 29 Juliao	20
Gb 30 Huantiao	20
Gb 31 Fengshi	21
Gb 34 Yanglingquan	27
Gb 39 Juegu	1 / 23
Gb 40 Qiuxu	25
Gb 41 Zulinqi	68
Le 1 Dadun	69 / 76
Le 3 Taichong	26

Le 4 Zhongfeng	26
Le 7 Xiguan	22
Le 14 Qimen	81
Ren 3 Zhongji	79
Ren 4 Guanyuan	69 / 76 / 78
Ren 6 Qihai	75
Ren 9 Shuifen	77
Ren 12 Zhongwan	39 / 64
Ren 13 Shangwan	39
Ren 15 Jiuwei	74
Ren 17 Tanzhong	73
Ren 21 Xuangji	75
Ren 22 Tiantu	73
Ren 24 Chengjiang	6
Du 1 Changqiang	58
Du 4 Mingmen	57
Du 9 Zhiyang	56
Du 12 Shenzhu	55
Du 14 Dazhui, Bailao, Tuigu	54
Du 15 Yamen	13
Du 16 Fengfu	6

Du 20 Baihui	2
Du 22 Xinhui, Dingmen	2
Du 23 Shangxing	3
Du 24 Shenting	4
Du 26 Renzhong	1 / 18 / 43 84
Ex-HN 3, M-HN 3 Yintang	5
Ex-HN 5, M-HN 9 Taiyang	15 / 16
Ex-HN 7 Qiuhou, evt. Yuwei	15
Ex-LE 1 Kuangu	22
Ex-LE 5, MN-LE 16, Xiyan (Knieauge)	22
Beifeng (Extra-Punkt auf dem Schulterblatt)	30
Ex-UE 4 Zhongkui	47
Ex-UE 5 Dagukong	52
Ex-UE 6 Xiaogukong	52
Ex-UE 2, M-UE 29 Erbai	40

Punkte nach Versen geordnet

Vers	Punkte
1	Di 11, Du 26, Gb 20, Gb 39
2	Du 20, Du 22
3	Du 23
4	Du 24
5	Ex-HN 3
6	Du 16, Ren 24
7	Sj 23, Gb 8
8	Di 4, Gb 20
9	Ma 4, Ma 6
10	Di 20
11	Sj 17
12	Gb 2
13	Du 15
14	Bl 2, Ma 8
15	Bl 1, Ex-HN 7; Ex-HN 5
16	Ex-HN 5
17	Di 20
18	Bl 40, Du 26
19	Bl 23
20	Bl 40, Gb 29, Gb 30

21	Ma 33, Gb 31
22	Ex-LE 1, Ex-LE 5, Le7
23	Mi 6, Ma 36, Gb 39
24	Bl 60, Bl 62, Ni 3
25	Ma 41, Mi 5, Gb 40
26	Ma 36, Le 3, Le 4
27	Mi 9, Gb 34
28	Dü 4
29	Gb 21
30	Gb 27, Beifeng
31	Lu 5, Di 11
32	Sj 14
33	Lu 5
34	Di 4
35	Pe 6
36	Pe 7, Sj 5
37	Sj 6
38	Pe 5
39	Ren 12, Ren 13
40	Ex-UE 2
41	Sj 1
42	Sj 2, Sj 3
43	Pe 9, Du 26

44	He 9
45	Dü 3
46	Di 2
47	He 9, Ex-UE 4
48	Sj 10
49	Lu 7, Lu 9
50	He 7
51	He 5
52	Ex-UE 5, Ex-UE 6
53	Dü 1
54	Du 14
55	Du 12
56	Du 9
57	Bl 23, Du 4
58	Bl 57, Du 1
59	Ma 40, Bl 13
60	Bl 43
61	Bl 12
62	Bl 15, Bl 30
63	Ma 36, Bl 18
64	Dü 4, Ren 12
65	Di 4, Ni 7
66	Ni 6, Sj 6

67	Ma 44
68	Gb 41
69	Gb 26, Le 1, Ren 4
70	Ma 40, Ni 1
71	Pe 8
72	Pe 7
73	Ren 17, Ren 22
74	Ren 15
75	Ren 6, Ren 21
76	Le 1, Ren 4
77	Ma 28, Ma 36, Mi 6, Ren 9
78	Gb 26, Ren 4
79	Ren 3
80	Ma 18, Ni 27
81	Le 14
82	Ma 36
83	Ma 25
84	Pe 7, Du 26